Anatomia Umana

Un manuale pratico e intuitivo alla scoperta del corpo umano e di tutte le sue componenti

Nathan Orwell

“Se conosciamo l'anatomia dell'uomo interiore, possiamo vedere la natura delle sue malattie al pari dei rimedi. Ciò che vediamo con gli occhi esterni è l'ultima materia.”

Paracelso

Indice

Introduzione

L'anatomia è la scienza che si occupa della struttura del corpo umano a livello macroscopico e microscopico. L'anatomia umana è stata a lungo studiata attraverso la dissezione di cadaveri, i quali sono stati fondamentali per comprendere la base della struttura e delle funzioni del corpo umano.
La comprensione dell'organizzazione strutturale del corpo umano è essenziale per tutti gli specialisti in campo medico o gli appassionati di medicina. Infatti, solamente conoscendo la composizione e il legame tra gli elementi dell'organismo, è possibile individuare quali sono le strutture interessate da eventuali malattie, quali strutture devono essere esaminate o quali devono essere sostituite durante un'operazione chirurgica.
Il termine anatomia deriva dalla parola greca "anatome", che può essere tradotta con "tagliare a pezzi". Il termine dissezione è l'equivalente latino del termine greco anatome.
In principio l'anatomia umana era perlopiù una scienza descrittiva interessata all'identificazione e alla denominazione delle strutture corporee, mentre oggigiorno l'importanza della disciplina risiede nel suo approccio funzionale e alle sue numerose applicazioni cliniche. Pertanto costituisce una solida base per lo studio della medicina e delle discipline ad essa collegate.

In questo manuale sono raccolte tutte le informazioni più rilevanti in relazione alle cellule, ai tessuti, alle strutture e agli organi che compongono il corpo umano. Essi sono stati affrontati in modo sintetico e allo stesso tempo nel modo più specifico e descrittivo possibile, affinché il lettore possa carpire le informazioni fondamentali in poche essenziali pagine. È stato altresì utilizzato un linguaggio medico semplice, così che il manuale possa essere facilmente letto anche dai semplici appassionati che non hanno nozioni sulla terminologia medica più approfondita.
Al termine di questo libro avrete acquisito tutte le informazioni necessarie per comprendere a pieno il funzionamento dell'incredibile e affascinante macchina che rappresenta il corpo umano.

Capitolo 1
Struttura del corpo umano

Introduzione

Il corpo umano è talmente complesso da poter essere equiparato ad una macchina altamente tecnologica e sofisticata. Pertanto, la conoscenza della sua organizzazione è essenziale per comprenderne il funzionamento.
Prima di iniziare a studiare l'organizzazione e la struttura del corpo umano, è opportuno conoscere la posizione tassonomica degli esseri umani all'interno del regno animale poiché condividiamo molte caratteristiche con gli altri esseri viventi. Come tutti gli altri animali, respiriamo, mangiamo e digeriamo gli alimenti, espelliamo i rifiuti dall'organismo, ci muoviamo e ci riproduciamo.
Siamo soggetti a malattie, lesioni, dolore, invecchiamento, mutazioni e morte. Anche i processi attraverso i quali i nostri corpi producono, immagazzinano e utilizzano energia sono simili a quelli che si trovano in tutti gli organismi viventi. Gli schemi basilari di sviluppo e crescita di molti animali sono osservabili anche nello sviluppo umano.

1.1 Classificazione degli esseri umani nel regno animale

Gli esseri umani sono creature biologiche che possono essere inserite in otto raggruppamenti tassonomici principali.
La classificazione scientifica degli esseri umani e le caratteristiche di ciascun gruppo sono le seguenti:

Gruppo	Caratteristiche
Regno: Animalia	Cellule eucaristiche prive di parenti e pigmenti fotosintetici
Phylum: Chordata	Presenza di notocorda e tasche faringee

Gruppo	Caratteristiche
Subphylum: Vertebrata	Presenza della colonna vertebrale
Classe: Mammalia	Presenza di ghiandole mammarie e capelli
Ordine: Primates	Presenza di cervello ben sviluppato e mani prensili
Famiglia: Hominidae	Cervello grande e locomozione bipede
Genere: Homo	Viso appiattito, mento pronunciato e naso con le narici dirette verso il basso
Specie: Sapiens	Cervello più grande

1.2 Caratteristiche degli esseri umani

Gli esseri umani possiedono alcune caratteristiche anatomiche che li distinguono dagli altri animali. Essi sono i seguenti:

- Un grande cervello ben sviluppato
  In media, il cervello di un essere umano adulto pesa tra 1.350 e 1.400 grammi. Questo dota gli esseri umani di un rapporto tra il peso del corpo e il peso del cervello piuttosto elevato. Inoltre, il cervello umano gestisce emozioni, pensiero, ragionamento, memoria e la coordinazione e precisione nei movimenti.

- Locomozione bipede
  Gli esseri umani hanno l'abilità di restare in piedi e camminare sui due arti inferiori e sfruttano gli arti superiori per oscillare seguendo i movimenti delle gambe.

- Pollice opponibile
  Negli esseri umani il pollice è estremamente versatile. Esso è opponibile alle dita e di conseguenza adatto per afferrare oggetti.

- Linguaggio sviluppato e articolato

L'uomo nel corso della sua evoluzione ha sviluppato un linguaggio complesso. Tale qualità ha consentito una comunicazione tra esseri umani efficace, fondamentale per lo sviluppo della cultura e della lingua.

- Visione stereoscopica
  Gli occhi degli esseri umani sono posizionati in modo che, durante l'osservazione di un oggetto, quest'ultimo venga osservato da due angolazioni. La visione stereoscopica permette di ottenere profondità nella percezione e un'immagine tridimensionale.

Di seguito i tratti unici e caratteristici degli esseri umani:

- Postura eretta
- Intelligenza sviluppata e dotata di funzione cognitiva
- Pollice opponibile e grande abilità nell'uso delle mani
- Visione binoculare
- Mento pronunciato
- Elevata coordinazione dei muscoli e del movimento
- Linguaggio complesso

1.3 Organizzazione del corpo umano

All'interno del corpo umano sono osservabili diversi livelli di organizzazione strutturale. I cinque livelli principali sono:

- Livello cellulare
  La cellula è l'unità strutturale e funzionale della vita. L'essere umano è un organismo multicellulare composto da 60-100 trilioni di cellule. È a livello cellulare che si svolgono il metabolismo, la crescita, la riparazione, e così via. Il corpo umano contiene molti tipi distinti di cellule, ognuna delle quali è specializzata per svolgere funzioni specifiche.
  Esempi di cellule specializzate sono: cellule ossee, cellule muscolari, cellule adipose, cellule del sangue o cellule nervose. Ciascuno di questi tipi di cellule ha una struttura unica correlata alla sua funzione.

- Livello del tessuto

Il tessuto rappresenta un gruppo di cellule con struttura e funzione simili ed include la sostanza extracellulare presente tra esse.
Esempi di tessuto sono: tessuto epiteliale, tessuto connettivo, tessuto muscolare e tessuto nervoso.

- Livello dell'organo
  L'organo è composto da due o più tipi di tessuti tra loro integrati per svolgere una particolare funzione.
  Esempi di organi sono: cuore, stomaco, milza, occhi, pelle, ecc.

- Livello di sistema
  Il sistema corporeo è costituito da vari organi che hanno funzioni simili o correlate. I principali sistemi presenti negli esseri umani sono 11, ovvero: tegumentario, scheletrico, muscolare, nervoso, endocrino, cardiovascolare, linfatico, respiratorio, digestivo, urinario e riproduttivo.

- Livello dell'organismo
  Con organismo si intende l'insieme di cui è composto un essere vivente, sia esso composto da una cellula, come i batteri, o da trilioni di cellule come gli esseri umani.
  L'organismo umano è un complesso di sistemi e di organi che sono reciprocamente dipendenti l'uno dall'altro, interconnessi e che funzionano insieme.

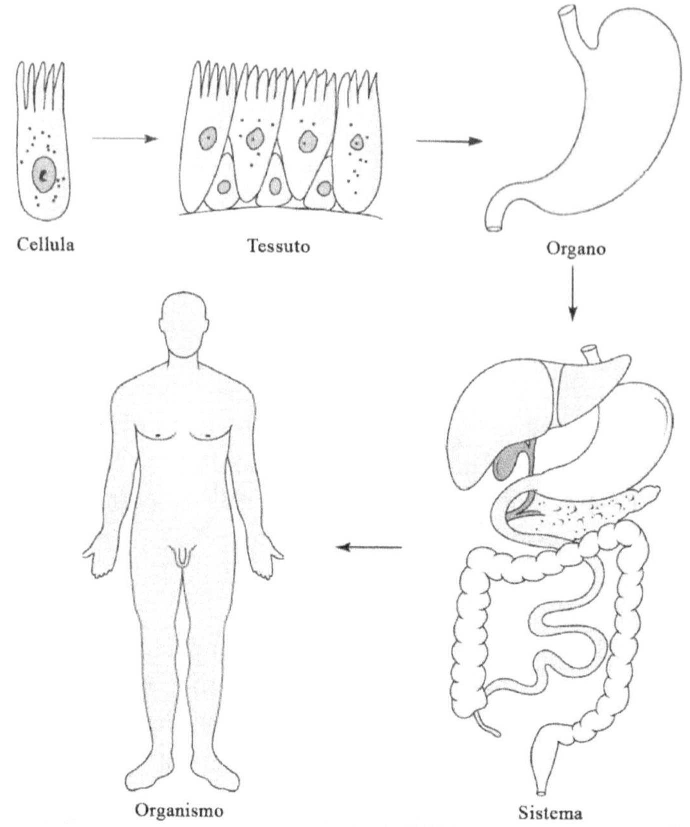

1.3.1 Regioni del corpo umano

Il corpo umano è diviso in diverse regioni di cui le principali sono: testa, collo, tronco (spesso diviso in torace e addome), estremità superiore ed estremità inferiore:

- Testa: è a sua volta suddivisa nella regione facciale, la quale comprende occhi, naso bocca, e nella regione cranica che racchiude il cervello.

- Collo: rappresenta la regione che si estende tra la testa e il tronco ed è caratterizzata da una forma cilindrica. Il collo è fondamentale per sostenere e muovere correttamente la testa.

- Torace: esso indica la parte superiore del tronco ed è comunemente identificato come petto. La regione toracica nella parte anteriore comprende i seni.

- Addome: tale regione è posizionata sotto il torace e nella sua parte anteriore include l'ombelico. La parte inferiore dell'addome forma il bacino, mentre la zona del tronco compresa tra le due cosce è chiamata perineo.

- Estremità superiore: comprende la regione della spalla, il braccio, il gomito, l'avambraccio, il polso, le mani e le dita.

- Estremità inferiore: comprende la regione dei glutei, la coscia, il ginocchio, le gambe, la caviglia, il piede e le dita dei piedi.

1.3.2 Cavità

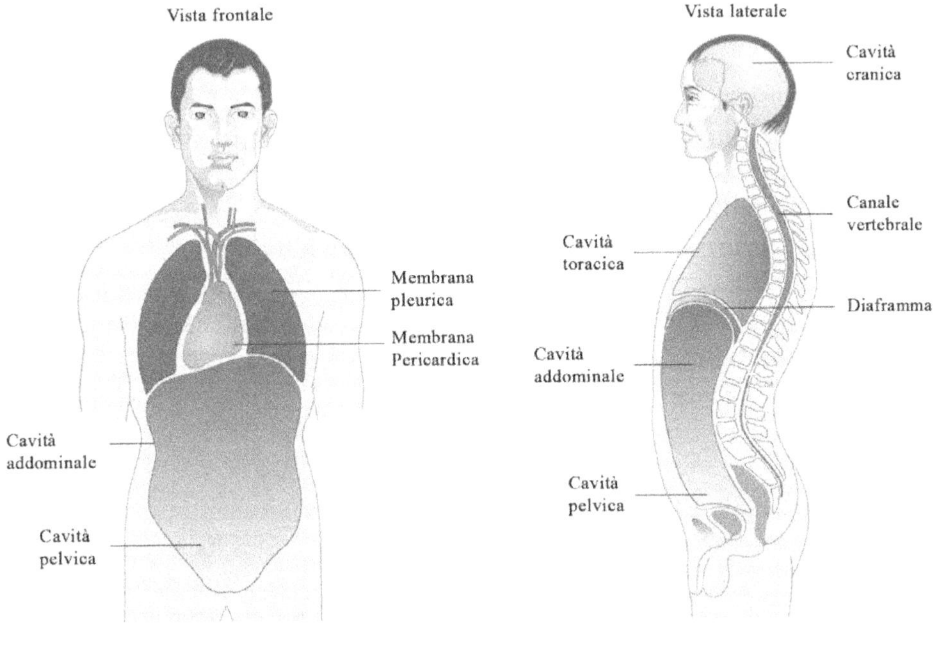

Per scopi funzionali e protettivi, le viscere sono situate all'interno delle cavità del corpo. Le cavità corporee contengono organi e sistemi che hanno funzioni correlate tra loro. Le principali cavità presenti negli esseri umani sono le seguenti:

Cavità addominale

Rappresenta la cavità più grande del corpo umano ed è divisa in un'ampia porzione superiore che indica la cavità addominale vera e propria e una piccola porzione inferiore chiamata cavità pelvica.

- *Cavità addominale propriamente detta*
  È caratterizzata da una forma ovale ed è situata nella parte principale del tronco. Nella parte superiore è delimitata dal diaframma, il quale separa la cavità addominale da quella toracica, e nella parte anteriore dai muscoli che formano la parete addominale.
  Posteriormente è delimitata dalle vertebre lombari e dai muscoli della parete addominale posteriore, lateralmente dalle costole inferiori e da parte dei muscoli della parete addominale. Nella parte inferiore si sviluppa la cavità pelvica. Inferiormente è continua con la cavità pelvica.
  La cavità addominale contiene gli organi e le ghiandole coinvolte nella digestione e nell'assorbimento del cibo, ovvero: stomaco, intestino tenue, gran parte dell'intestino crasso, fegato, cistifellea, dotti biliari e pancreas, reni, milza e ghiandole surrenali.

- *Cavità pelvica*
  Essa è caratterizzata da una forma ad imbuto e si estende dall'estremità inferiore della cavità addominale. Anteriormente è delimitata dalle ossa pubiche, mentre posteriormente è contenuta dall'osso sacro e dal coccige. Lateralmente è delimitata da entrambi i lati dall'anca, inferiormente dai muscoli del pavimento pelvico e superiormente si sviluppa nella cavità addominale.
  La cavità pelvica contiene diversi organi quali: porzione terminale dell'intestino crasso, colon sigmoideo, retto, ano, alcune anse dell'intestino tenue, vescica urinaria, utero, tube uterine, ovaie, prostata e vescicole.

• Cavità toracica

La cavità toracica è nella parte superiore del tronco. Essa nella sua parte anteriore è delimitata dallo sterno e dalla cartilagine costale delle costole, mentre lateralmente è racchiusa in 12 paia di nervature e muscoli intercostali. Nella sua parte posteriore la cavità toracica è inclusa nelle vertebre toraciche e nei dischi intervertebrali presenti tra i corpi delle vertebre.

La cavità toracica contiene organi fondamentali come: trachea, bronchi, polmoni, cuore, aorta, vena cava superiore e inferiore, dotto toracico ed esofago.

- Cavità cranica
  Tale cavità è situata all'interno del cranio ed è quindi delimitata dalle ossa del cranio quali osso frontale, osso occipitale, osso temporale, ossa parietali, sfenoide, ed etmoide. La cavità cranica contiene il cervello.

- Canale vertebrale
  La cavità vertebrale si trova all'interno della colonna vertebrale e contiene il midollo spinale.

- Cavità minori
  All'interno del corpo sono poi presenti molte cavità di dimensioni ridotte. Tra queste vale la pena menzionare:
  - Cavità orale: contiene denti e lingua,
  - Cavità nasali: essenziali per respirazione e senso dell'olfatto,
  - Cavità orbitali: contengono i bulbi oculari e i muscoli, nervi e vasi ad essi associati,
  - Cavità dell'orecchio: accolgono gli ossicini dell'orecchio.

1.3.3 Membrane

Le membrane rappresentano strati di cellule epiteliali a supporto degli strati di tessuto connettivo. Le membrane rivestono le strutture e le cavità interne. Esse sono distinte in tre categorie:

- Membrane mucose: tali membrane secernono una sostanza viscosa e densa, muco appunto, il cui compito è lubrificare o proteggere gli organi ad essa associati.
  Si tratta di membrane che solitamente ricoprono le cavità e i tubi che entrano o escono dal corpo. Ne sono un esempio le cavità orali, nasali, riproduttive, urinarie e del sistema digestivo.

- Membrane sierose: le membrane di questo gruppo secernono un fluido acquoso piuttosto sottile dalle capacità lubricanti. Le membrane sierose ricoprono gli organi che si trovano all'interno della cavità addominale e di quella toracica.
  In esse possono essere osservati due strati: lo strato viscerale aderente alla superficie esterna dell'organo, e lo strato parietale che riveste la parete della cavità corporea. Lo spazio compreso tra le viscere e lo strato parietale forma una cavità sierosa; ne sono

un esempio la cavità pleurica, la cavità pericardica e la cavità peritoneale. Quest'ultima rappresenta la più grande cavità sierosa del corpo.
La cavità pericardica ricopre il cuore, quella pleurica il polmone e la cavità peritoneale circonda le viscere addominali e pelviche.
Generalmente lo spazio compreso tra le viscere e le membrane sierose parietali (cavità sierosa) è riempito da una pellicola sottile e lubrificante di fluido sieroso prodotto dalle membrane stesse. Quando gli organi sfregano contro le pareti dell'organismo o contro un altro organo, il fluido sieroso e le membrane sierose riducono l'attrito.
Tra le più importanti membrane sierose rientrano:
   - *Membrana pleurica:* ricopre i polmoni,
   - *Membrana pericardica*: ricopre il cuore,
   - *Membrana peritoneale:* ricopre le viscere pelviche addominali.

- Membrane sinoviali: tali membrane secernono un liquido sinoviale limpido, appiccicoso e oleoso che funge da lubrificante. Rivestono varie cavità articolari e circondano i tendini.

Focus clinico
Infiammazione delle membrane sierose: talvolta le membrane sierose possono infiammarsi a seguito di un'infezione. L'infiammazione del pericardio prende il nome di pericardite, quella della pleura viene detta pleurite, mentre quella del peritone è chiamata peritonite.
Quando infiammate, le membrane sierose producono una maggiore quantità di siero, i quali riempiono le cavità sierose fino a raggiungere condizioni cliniche quali versamento pericardico (accumulo di liquido nella cavità pericardica), versamento pleurico (accumulo di liquido nella cavità pleurica) e ascite (accumulo di liquido nella cavità peritoneale).

1.3.4 Fluidi

Oltre il 60% del peso corporeo degli esseri umani è dato dai liquidi presenti nell'organismo. In tal senso, i fluidi corporei possono essere di due tipi:

- Fluido extracellulare: rappresenta circa il 20% del peso corporeo. Con liquido extracellulare si indicano: sangue, plasma, linfa, liquido cerebrospinale e liquidi negli spazi interstiziali del corpo.
  Il fluido interstiziale, cioè il fluido intercellulare (detto anche fluido tissutale), è in grado di idratare tutte le cellule del corpo ad eccezione degli strati esterni della pelle. Esso rappresenta il mezzo attraverso il quale le sostanze vengono trasmesse dal sangue alle cellule del corpo e dalle cellule al sangue. Il benessere di ogni cellula

dell'organismo dipende dalla composizione del fluido intercellulare, per questa ragione il corpo lavora affinché esso venga mantenuto in livelli costanti all'interno dell'organismo. Tale processo viene definito omeostasi.

- Liquido intracellulare: rappresenta circa il 40% del peso corporeo. La composizione del fluido intracellulare nella maggior parte dei casi è controllata dalle cellule stesse poiché nella membrana cellulare sono presenti meccanismi selettivi di assorbimento e scarico.

1.4 Introduzione alla struttura corporea

Attraverso la dissezione del corpo umano, proseguendo dall'esterno verso l'interno, è possibile osservare le seguenti strutture:

- Pelle: rappresenta la copertura più esterna del corpo umano,
- Fascia superficiale: essa è costituta da del tessuto connettivo lasso e riempito con diverse quantità di grasso in relazione alla regione del corpo in cui è situata,
- Fascia profonda: si tratta di una membrana fibrosa sottile, dura, anelastica, situata più in profondità della fascia superficiale ma più superficiale rispetto ai muscoli.
- Muscoli (muscoli scheletrici): sono situati più in profondità rispetto alla fascia profonda e si sviluppano come masse carnose rosse di diverse dimensioni e forme.
- Vasi sanguigni e nervi: essi sono presenti tra i muscoli e sono inseriti all'interno del tessuto connettivo lasso.
- Ossa e articolazioni: le ossa rappresentano delle strutture resistenti di diverse dimensioni e forme e sono situate più in profondità rispetto ai muscoli. Le giunzioni tra le ossa sono chiamate articolazioni. Le ossa, insieme alle articolazioni, formano la struttura scheletrica del corpo.

1.5 Introduzione allo studio delle malattie

Per comprendere le basi anatomiche delle malattie specifiche descritte nei capitoli successivi è necessario adottare un approccio sistematico. Di seguito illustrato:

- Eziologia: causa della malattia.

- Patogenesi: natura del processo patologico e il suo effetto sul regolare funzionamento del corpo.
- Complicazioni: altre conseguenze che potrebbero sorgere qualora la malattia progredisca.
- Prognosi: probabile esito.

1.5.1 Eziologia

La malattia può essere causata da uno o più fattori. I più comuni sono:

- anomalie genetiche ereditate o acquisite,
- Infezioni causate da microbi o parassiti quali vermi, batteri o virus,
- Prodotti chimici,
- Radiazioni,
- Traumi fisici,
- Degenerazione, ovvero invecchiamento o eccessivo utilizzo.

Nei casi in cui non è possibile identificare una causa specifica della malattia, essa viene definita idiopatica.

1.5.2 Patogenesi

I principali processi che causano la malattia sono i seguenti:

- Infiammazione, ovvero la risposta del tessuto al danno subito a seguito di un trauma o invasione batterica.
- Tumori che sorgono quando il tasso di produzione cellulare supera quello della regolare distruzione, provocando lo sviluppo di masse anomale.
- Meccanismi immunitari anormali, a volte i normali meccanismi immunitari e protettivi dell'organismo possono causare effetti indesiderati.
- Trombosi, embolia e infarto, rappresentano gli effetti e le conseguenze ad alterazioni anormali nel sangue o nelle pareti dei vasi sanguigni.
- Degenerazione che causa una ridotta funzionalità.
- Anomalie metaboliche che possono provocare effetti negativi all'interno dell'organismo.

1.5.3 Terminologia associata a stati di malattia

- *Acuto:* una malattia con comparsa improvvisa.
- *Cronico:* disturbo protratto nel tempo.
- *Congenito:* un disturbo presente sin dal momento della nascita.
- *Acquisito:* un disturbo che si sviluppa in un qualsiasi momento dopo la nascita.
- *Sintomo:* un'anomalia o un disturbo identificato e descritto dal paziente.
- *Segnale:* un'anomalia o un disturbo rilevato dal medico.
- *Sindrome:* un insieme di segnali e sintomi che costituiscono una malattia.

1.5.4 Complicazioni

Le complicazioni includono:

- Diffusione della malattia, fino a raggiungere i tessuti e le strutture circostanti.
- Setticemia, processo di infezione in cui i batteri raggiungono la circolazione sanguigna.
- Metastasi, spostamento delle cellule tumorali in un'altra regione del corpo.

Informazioni chiave

Nome scientifico dell'uomo moderno	Homo sapiens
Caratteristiche più importanti dell'uomo	- Cervello molto sviluppato - Police opponibile - Linguaggio evoluto
Cellule presenti nell'uomo	60-100 trilioni
Livello organizzativo più piccolo nel corpo umano	Livello cellulare
Livello organizzativo più grande nel corpo umano	Livello sistemico
Livello organizzativo incaricato delle funzioni vitali	Livello cellulare
Capacità cranica in un uomo adulto	1.200 - 1.600 centimetri cubi
Membrana sierosa più grande nel corpo umano	Peritoneo
Cavità sierosa più grande nel corpo umano	Cavità peritoneale
Cavità più grande del corpo umano	Cavità addominale
Cavità più lunga del corpo umano	Canale vertebrale
Regione più grande del corpo umano	Addominale

Capitolo 2
Cellule e tessuti del corpo umano

Introduzione

Le cellule sono le unità strutturali e funzionali di base dell'organismo. Il corpo umano si sviluppa da una singola cellula chiamata zigote e che risulta dalla fusione dell'ovulo (cellula germinale femminile) e dello spermatozoo (cellula germinale maschile).
Lo zigote subisce una divisione mitotica (clivaggio) e, dopo numerose divisioni cellulari, arriva a formare una massa embrionale composta da 16 o più cellule detti blastomeri. Tale fase prende il nome di morula.
Il fluido secreto dall'endometrio uterino entra negli spazi intercellulari della morula, formando una cavità colma di liquido chiamata blastocele. L'aspetto di un blastocele separa le cellule in gruppi distinti:

- *Trofoblasto:* un singolo strato di cellule che formano la parete esterna;
- *Embrioblasto:* una massa interna di cellule.

Attraverso la costituzione di questi due gruppi di cellule, la morula si sviluppa in blastocisti. Dopo un ulteriore sviluppo il trofoblasto forma la placenta (componente fetale), mentre la massa cellulare interna forma l'embrione. La massa cellulare interna si differenzia quindi in tre strati di cellule, in ordine dal più superficiale al più profondo:

- *Ectoderma*
- *Mesoderma*
- *Endoderma*

Tali strati vengono denominati strati germinali primari poiché tutte le cellule e i tessuti del corpo derivano da essi.

2.1 Cellula

È sorprendente come una singola cellula, l'ovulo fecondato (zigote), sia in grado di dare origine alle centinaia di diversi tipi di cellule che compongono i 60-100 trilioni di cellule che fanno parte del corpo umano adulto.
Le cellule del corpo sono sostanzialmente divise in due tipi: cellule somatiche e cellule germinali. Le cellule somatiche sono essenziali per la crescita, lo sviluppo, la rigenerazione e il mantenimento di vari tessuti del corpo, mentre le cellule germinali sono essenziali per la produzione di gameti.
Le cellule somatiche contengono 46 cromosomi disposti in 23 coppie. Le cellule contenenti due insiemi di cromosomi sono chiamate diploidi. Un insieme di cromosomi è fornito dalla madre e l'altro è fornito dal padre. Ventidue coppie si somigliano, sono cioè omologhe. La ventitreesima coppia è costituita dai cromosomi sessuali. Nella femmina sono entrambi cromosomi X, mentre nell'uomo la coppia è formata da un cromosoma X e uno Y.
Le cellule germinali sono essenziali per la produzione di gameti (ovulo e spermatozoi). I gameti contengono 23 cromosomi, cioè un unico set di cromosomi. Le cellule contenenti un singolo set di cromosomi come i gameti sono chiamate aploidi.
La divisione cellulare, la crescita, la differenziazione, la maturazione e la morte cellulare (apoptosi) sono i processi fondamentali che caratterizzano un essere vivente. Pertanto, è essenziale considerare l'anatomia cellulare al microscopio:

- La membrana cellulare separa l'interno della cellula dall'ambiente extracellulare;
- Il nucleo contiene il materiale genetico di una cellula;
- Il citoplasma, ovvero il fluido acquoso presente tra il nucleo e la membrana cellulare, contiene una serie di minuscole strutture chiamate organelli e depositi di carboidrati, lipidi e pigmenti. La maggior parte delle attività metaboliche di una cellula si verificano all'interno degli organelli citoplasmatici.

2.1.1 Struttura cellulare

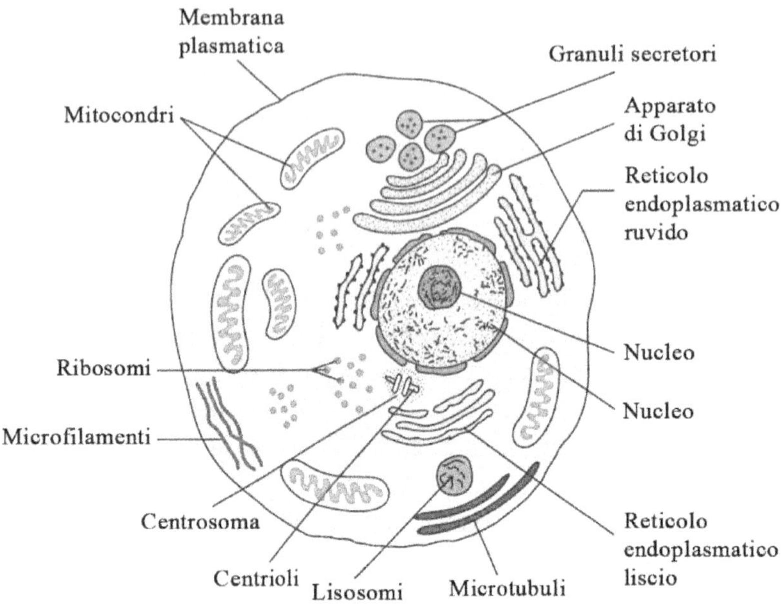

Una cellula è costituita da una membrana plasmatica che racchiude il nucleo e da un fluido acquoso chiamato citoplasma.

2.1.1.1 Membrana plasmatica

La membrana plasmatica è composta da due strati di fosfolipidi (sostanze grasse) in cui sono inserite alcune molecole proteiche incastonato in esso, tale conformazione è definita modello a mosaico fluido.
Alcune proteine attraversano l'intero spessore della membrana, per questa ragione prendono il nome di proteine transmembrana e contengono canali di diffusione, mentre altre penetrano solo in parte attraverso la membrana e sono dette proteine di membrana.
Le molecole fosfolipidiche sono dotate di un capo elettricamente carico e idrofilo (ovvero amante dell'acqua) e di un'estremità priva di carica elettrica e idrofobica (ovvero che odia l'acqua). I due strati di fosfolipidi sono disposti con le estremità idrofile allineate sulla

superficie esterna della membrana e le estremità idrofobiche rivolte verso il centro della membrana.
La superficie esterna della membrana cellulare è ricoperta da uno strato di glicoproteina chiamato glicocalice o rivestimento cellulare. Gli antigeni tissutali, compresi i principali antigeni di istocompatibilità, si trovano nel rivestimento cellulare.
Le proteine della membrana svolgono diverse funzioni:

- Forniscono alla cellula la sua identità immunologica,
- Agiscono come recettori specifici per ormoni e altri messaggeri chimici,
- Alcune agiscono come enzimi,
- Alcune prendono parte alle funzioni di trasporto attraverso la membrana.

2.1.1.2 Nucleo

Il nucleo solitamente è piuttosto grande e caratterizzato da una forma tendenzialmente sferoide circondata da una membrana simile alla membrana plasmatica. Tale membrana è dotata di minuscoli pori attraverso i quali alcune sostanze possono passare attraverso il nucleo e il citoplasma. Il materiale all'interno del nucleo è generalmente chiamato nucleoplasma.
Il nucleo contiene il materiale genetico dell'organismo che dirige tutte le attività della cellula. Il materiale genetico è costituito da acido desossiribonucleico (DNA) e proteine chiamate istoni. DNA e istoni insieme formano una sottile rete filamentosa chiamata cromatina, la cui forma ricorda minuscoli fili di perline.
Durante la divisione cellulare la cromatina si replica e diventa sempre più arrotolata, formando così i cromosomi. Le sub-unità funzionali dei cromosomi sono chiamate geni. Ogni cellula contiene il complemento totale di geni (genoma) necessario per sintetizzare tutte le proteine del corpo, ciò nonostante la maggior parte delle cellule sintetizza solamente le proteine che sono essenziali per le sue funzioni specializzate. Si evince quindi che ogni cellula utilizza solo una parte del genoma o del codice genetico.
Nel nucleo, in prossimità della membrana nucleare, è presente un corpo sferico altamente rifrangente denominato nucleolo. Si tratta di una massa compressa composta da una miscela di granuli di RNA e proteine. L'RNA si libera dal nucleolo attraverso i pori nucleari e si estende nel citoplasma.
Le uniche cellule a non essere dotate di nucleo sono le cellule rosse mature.

2.1.1.3 Organelli citoplasmatici

Gli orfanelli citoplasmatici includono mitocondri, ribosomi, reticolo endoplasmatico, apparato di Golgi, lisosomi, centrioli, microfilamenti e microtubuli.

- Mitocondri
  I mitocondri sono organelli dotati di una forma simile a quella di una salsiccia e spesso vengono descritti come la centrale elettrica della cellula. Essi, infatti, sono coinvolti nella respirazione aerobica, il processo mediante il quale l'energia chimica sotto forma di adenosina trifosfato (ATP) viene messa a disposizione della cellula attraverso una serie di reazioni chimiche. L'ATP viene ulteriormente scomposto in energia libera quando richiesto dalla cellula.
  La distribuzione dei mitocondri può differire nelle cellule. Tali orfanelli tendono ad accumularsi in parti del citoplasma in cui l'attività metabolica è più intensa, per tale motivo cellule metabolicamente attive quali cellule muscolari e cellule del fegato presentano elevate quantità di mitocondri.

- Ribosomi
  Si tratta di minuscoli granuli densi di elettroni e aventi una densità tale da impedire agli elettroni di penetrare e che li rende corpi scuri all'osservazione. I ribosomi sono composti da acido ribonucleico (RNA) e proteine. Si trovano all'interno del nucleo, del nucleolo e sulla superficie esterna del reticolo endoplasmatico ruvido. I ribosomi sintetizzano proteine dagli amminoacidi.

- Reticolo endoplasmatico
  Esso rappresenta una serie di interconnessioni e canali membranosi. Il reticolo endoplasmatico di suddivide in due tipologie: liscio o ruvido.
  Il reticolo endoplasmatico liscio (SER) è privo di granuli ribosomiali e sintetizza lipidi, glicogeno e steroidi ormonali, esso è associato alla disintossicazione da farmaci.
  Il reticolo endoplasmatico ruvido (RER) è estremamente ricco di ribosomi e rappresenta il luogo della sintesi proteica, in cui enzimi e ormoni vengono esportati dalla cellula madre per essere usati da altre cellule dell'organismo.

- Apparato di Golgi
  Si tratta di un organello sopranucleare composto da serie di sacche membranose appiattite e ripiegate. Esso indica il luogo in cui vengono elaborate le proteine sintetizzate dal reticolo endoplasmatico ruvido. Le proteine si spostano dal reticolo ruvido endoplasmatico all'apparato di Golgi, dove vengono prima processate e poi inglobate in piccole vescicole legate alla membrana e chiamate granuli secretori. Tali vescicole vengono immagazzinate e, quando necessario, si spostano sulla membrana plasmatica attraverso la quale vengono esportate le proteine.

- Lisosomi
  I lisosomi sono vescicole legate alla membrana e che contengono una grande varietà di enzimi idrolitici la cui funzione principale consiste nella digestione intracitoplasmatica.
  Essi sono coinvolti nella digestione dei rifiuti e del materiale nocivo presente nella cellula dopo l'assorbimento dall'ambiente esterno. I lisosomi sono presenti in quasi tutte le cellule dell'organismo, tuttavia sono particolarmente abbondanti nelle cellule che mostrano attività fagocitica, ovvero macrofagi e leucociti neutrofili.

- Centrioli
  Ogni cellula capace di divisione contiene due centrioli situati in prossimità della membrana nucleare. La densa regione del citoplasma in cui sono presenti i centrioli è definita centrosoma.
  Ogni centriolo presenta due corpi cilindrici posti ad angolo retto tra loro. Ogni cilindro è costituito da 27 microtubuli disposti in nove fasci. Ogni fascio è composto da tre microtubuli chiamati tripletti. Durante la divisione cellulare due centrioli si dividono per formare due nuovi centrioli e i centrioli genitori migrano ai lati opposti della cellula.
  Il centriolo sintetizza i microtubuli per formare il fuso durante la divisione cellulare.

- Microfilamenti
  Si tratta di minuscoli filamenti di proteine che forniscono supporto strutturale alla cellula e ne mantengono la caratteristica forma. Sono coinvolti in molte funzioni della cellula; ne è un esempio l'attività contrattile delle cellule muscolari, la quale è il risultato dell'interazione tra due tipi di microfilamenti: miosina e actina.

- Microtubuli
  I microtubuli rappresentano delle minuscole strutture tubolari costituite da proteine. Essi hanno una varietà di funzioni quali il trasporto intracellulare di altri organelli della cellula e i movimenti di cellule e ciglia.

Focus clinico

Eredità citoplasmatica: tutti i mitocondri presenti in un ovulo fecondato (zigote) appartengono alla madre poiché lo spermatozoo che entra nell'ovulo durante la fecondazione non contiene mitocondri. Ne consegue quindi che tutto il DNA mitocondriale del feto appartiene alla madre, ciò spiega una forma unica di eredità che viene trasmessa esclusivamente da madre a figlio.

Questo tipo di eredità è noto come eredità citoplasmatica. Si ritiene che una rara causa di cecità, la neuropatia ottica ereditaria di Leber, sia ereditata in questo modo.

Resistenza ai farmaci: una persona che usa ripetutamente medicinali che creano dipendenza tende a sviluppare tolleranza nei confronti del medicinale assunto. Tale risposta ha come conseguenza una maggiore quantità richiesta affinché i farmaci facciano effetto.
L'uso ripetuto di farmaci, infatti, provoca la proliferazione del reticolo endoplasmatico liscio, il quale si attiva per avviare la disintossicazione dal medicinale e proteggere la cellula. Attraverso le maggiori quantità di reticolo endoplasmatico, le cellule sono in grado di gestire maggiori quantità di farmaci.

2.1.2 Divisione cellulare

Esistono due tipi di divisione cellulare: mitosi e miosi.

2.1.2.1 Mitosi

Si tratta di un metodo di divisione cellulare in cui la cellula madre diploide dà origine a due cellule figlie diploidi identiche in termini di materiale genetico e citoplasma. La mitosi rappresenta il metodo di divisione cellulare più comune e si verifica in quasi tutte le cellule somatiche e le cellule germinali immature. Avviene in due fasi: replicazione del DNA e divisione cellulare.
Poiché la durata della maggior parte delle cellule del corpo è limitata, è fondamentale che esse vengano sostituite cellule identiche prodotte a seguito della divisione cellulare o della mitosi. La maggior parte dei tessuti subisce un ricambio costante a causa della continua divisione cellulare e della continua morte delle cellule. Fanno eccezione il tessuto nervoso e il muscolo cardiaco, i quali non si moltiplicano dopo la nascita e, conseguentemente, non possono rigenerarsi.
Il tasso di ricambio cellulare varia notevolmente tra i diversi tessuti. È rapido nell'epitelio del canale alimentare e nell'epidermide della pelle, mentre è lento nel pancreas e nella tiroide.
Durante la mitosi si replicano 23 paia di cromosomi. Nel processo due serie di cromosomi identiche si spostano ai poli opposti della cellula madre che successivamente si divide: ogni cellula figlia riceve una serie di 23 paia di cromosomi.

Ciclo Cellulare

Il ciclo cellulare è definito come il periodo di tempo impiegato da una cellula per dividersi in due cellule figlie. Si articola in quattro fasi di diversa durata:

- *Fase G1, 12 ore:* rappresenta il periodo cruciale del ciclo cellulare durante il quale la cellula decide di avviare la divisione cellulare. Corrisponde al periodo di sintesi dei vari metaboliti necessari per la divisione cellulare.
- *Fase S (fase sintetica), 6 ore:* è il periodo di sintesi del DNA.
- *Fase G2, 4 ore:* indica il periodo durante il quale viene verificata la fedeltà della replicazione del DNA e vengono corretti eventuali errori.
- *Fase M, 2 ore:* si tratta del periodo di effettiva divisione cellulare.

Il passaggio tra la fase G2 la fase M è regolato dal fattore che promuove la mitosi. Inoltre, esistono meccanismi regolatori per la divisione controllata delle cellule in base alla necessità.

2.1.2.2 Meiosi

La meiosi rappresenta una tipologia speciale di divisione cellulare che si verifica solamente nelle cellule germinali durante la produzione di gameti.
Consiste in due divisioni cellulari (meiosi I e meiosi II). Nella divisione meiotica il germe diploide della cellula dà origine a quattro gameti aploidi. Durante la meiosi le coppie di cromosomi si separano e una di ciascuna coppia si sposta ai poli opposti della cellula genitore. Al momento della divisione ciascuna delle cellule figlie presenta solamente 23 cromosomi. Ciò significa che quando l'ovulo viene fecondato con lo spermatozoo, lo zigote risultante presenterà 46 cromosomi. Il bambino avrà quindi alcune caratteristiche ereditate dalla madre e alcune dal padre.

Mitosi	Meiosi
Avviene nelle cellule somatiche	Avviene nelle cellule germinali
Si completa in una sequenza	Si completa in due sequenze
Forma due cellule figlie contenenti lo stesso numero di cromosomi della cellula genitore	Forma quattro cellule figlie contenenti la metà dei cromosomi della cellula genitore
Le cellule figlie sono identiche alla cellula genitore	Le cellule figlie non sono identiche alla cellula genitore

Mitosi	Meiosi
Non avviene scambio di DNA materno e paterno	In piccole quantità avviene uno scambio di DNA materno e paterno

2.2 Tessuti

I tessuti sono formati da gruppi di cellule che svolgono una funzione simile. Il termine tessuto include la formazione di cellule e la sostanza intercellulare presente.
Nel corpo umano sono osservabili quattro principali tipologie di tessuto:

- Tessuto epiteliale
- Tessuto connettivo
- Tessuto muscolare
- Tessuto nervoso

In questo capitolo approfondiremo i tessuti epiteliali e connettivi, i restanti saranno approfonditi in dettaglio nei capitoli successivi.

2.2.1 Tessuto epiteliale

Il tessuto epiteliale, anche detto epitelio, può essere definito come un foglio di cellule. La parte più profonda di questa superficie poggia sulla membrana basale.
Le cellule dell'epitelio formano uno strato continuo in cui le cellule sono strettamente connesse e vi è poca o alcuna matrice intercellulare tra esse.
L'epitelio copre la superficie corporea, riveste le cavità corporee (ne è un esempio quella peritoneale), riveste i tubi (ad esempio tratto gastrointestinale, tratto respiratorio, tratto genitourinario e vasi sanguigni) e forma ghiandole (per esempio quella esocrina ed endocrina).
L'epitelio ha un'elevata capacità di rigenerazione che può variare da pochi giorni come nel caso del rivestimento epiteliale e dell'intestino tenue, fino ad arrivare ad un mese nell'epidermide della pelle.

2.2.2 Classificazione del tessuto epiteliale

L'epitelio viene suddiviso principalmente in due gruppi: epitelio semplice ed epitelio composto o stratificato.
Quando il foglio di tessuto è costituito da un singolo strato di cellule, esso prende il nome di epitelio semplice. Qualora siano presenti più strati cellulari esso viene definito epitelio composto o stratificato.

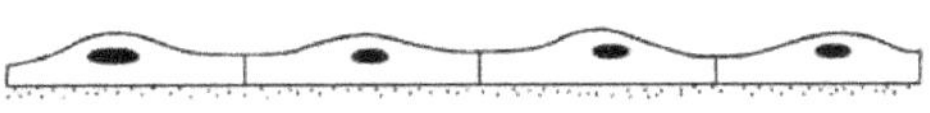
Epitelio squamoso semplice

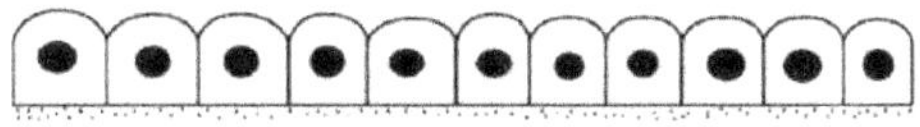
Epitelio cubico semplice

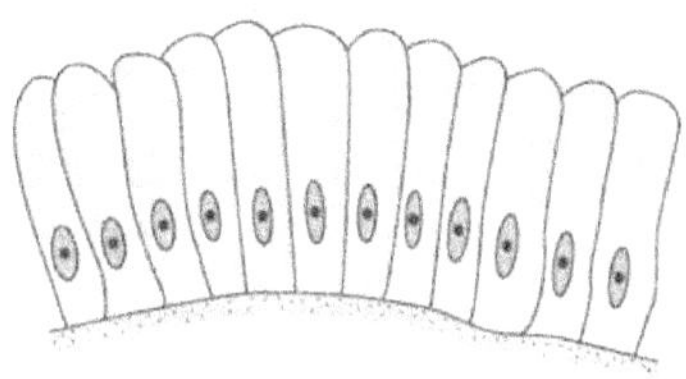
Epitelio colonnare semplice

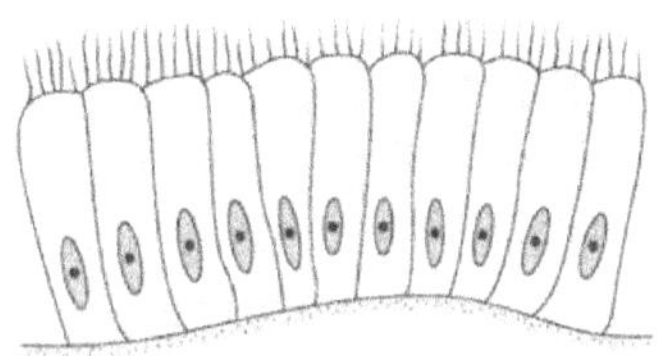
Epitelio colonnare semplice ciliato

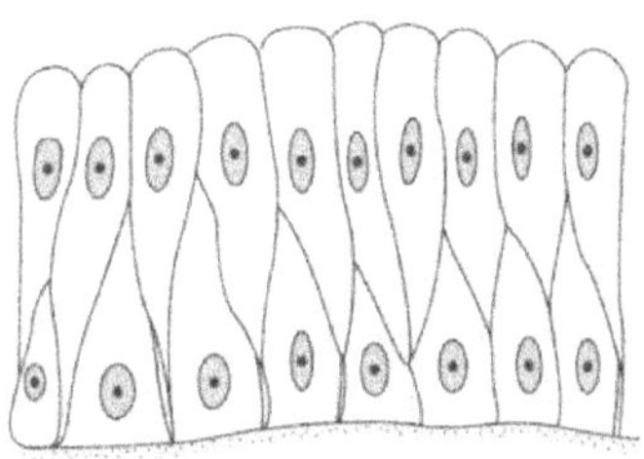
Epitelio colonnare
pseudostratificato non ciliato

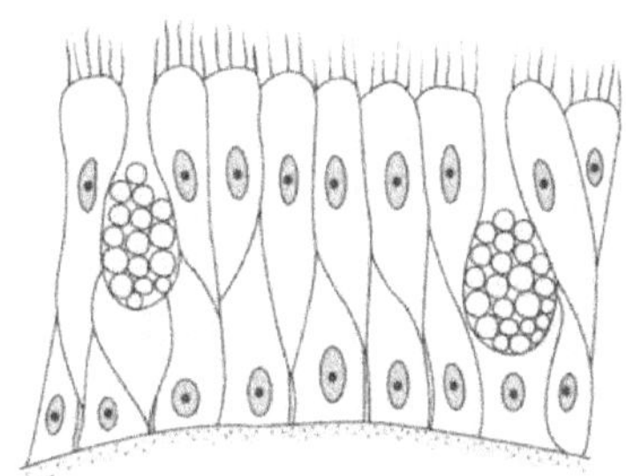
Epitelio colonnare
pseudostratificato ciliato

2.2.2.1 Epitelio semplice

L'epitelio semplice può essere classificato in tre differenti gruppi a seconda della forma delle cellule che lo compongono.

- Epitelio squamoso semplice
  Tale epitelio è costituito da cellule dalla forma piatta legate tra loro in uno schema simile a un mosaico, ne sono un esempio l'endotelio del cuore e dei vasi sanguigni, il mesotelio della membrana sierosa e l'epitelio di rivestimento degli alveoli dei polmoni.

- Epitelio cubico semplice
  Questa tipologia di tessuto epiteliale è costituita da cellule dalla forma cubica, ne fanno parte il rivestimento dei follicoli tiroidei e l'epitelio dell'ovaio.

- Epitelio colonnare semplice
  L'epitelio colonnare semplice è costituito da cellule la cui sagoma ricorda delle alte colonne. Rientrano in questa categoria le cellule che rivestono l'epitelio del tratto gastrointestinale e le sue ghiandole, la cistifellea e il dotto biliare.

Nei casi in cui l'epitelio colonnare semplice è caratterizzato dalla presenza di ciglia lungo la sua superficie libera, si parla di epitelio colonnare ciliato, esso è osservabile nell'epitelio di rivestimento centrale del canale del midollo spinale e delle vescicole cerebrali.
Esistono casi in cui l'epitelio colonnare semplice è costituito da due tipi di cellule colonnari, alte e sottili e corte e spesse, in cui le cellule alte raggiungono la superficie mentre le cellule corte non sono in grado di raggiungerla. In una tale circostanza i nuclei si trovano a differenti livelli, conferendo un aspetto stratificato al tessuto. Poiché le cellule sono quasi sempre cigliate, questo tipo di epitelio viene definito epitelio colonnare ciliato pseudostratificato. Ne sono un esempio l'epitelio di rivestimento delle vie respiratorie superiori.
L'epitelio colonnare ciliato pseudostratificato è sempre associato a cellule caliciformi che secernono muco.

2.2.2.2 Epitelio composto o stratificato

L'epitelio composto può essere classificato in tre gruppi in relazione alla forma delle cellule dello strato superficiale.

- Epitelio pavimentoso stratificato
  In questo tipo di epitelio lo strato superficiale è costituito da cellule squamose. Nei casi in cui lo strato superficiale è umido, le cellule superficiali non sono cheratinizzate e il tessuto viene definito epitelio pavimentoso stratificato non cheratinizzato. Ne è un esempio l'epitelio che riveste la cavità orale, la parte inferiore del canale anale e la vagina.
  Qualora lo strato superficiale non sia umido, e sia quindi esposto all'aria, le cellule superficiali subiscono una cheratinizzazione in cui le cellule sono morte e il citoplasma è sostituito dalla cheratina. Questa tipologia di tessuto viene definita epitelio pavimentoso stratificato cheratinizzato. Ne è un esempio l'epidermide della pelle.
- Epitelio cubico stratificato

Nell'epitelio cubico stratificato lo strato superficiale è costituito da cellule caratterizzate da una forma a cubo. Esso è osservabile nel dotto delle ghiandole sudoripare o nei tubuli seminiferi.

- Epitelio colonnare stratificato
  In questa categoria di epitelio lo strato superficiale è costituito da cellule dalla forma simile a quella di una colonna. Ne sono un esempio i grandi condotti delle ghiandole.

Epitelio di transizione

L'epitelio di transizione rappresenta una speciale varietà di epitelio stratificato ed è caratteristico delle vie urinarie, ovvero uretere, vescica urinaria, uretra, ecc.
In un certo senso si può definire simile all'epitelio stratificato non cheratinizzato ma, a differenza delle cellule di superficie piatte caratteristiche dell'epitelio stratificato, le cellule di superficie dell'epitelio di transizione sono grandi, dalla forma arrotondata e dotate di abbondante citoplasma e nuclei prominenti. Inoltre le cellule superficiali sono collegate da strette giunzioni.
L'epitelio di transizione mostra due tipologie di transizioni:

- Transizione nella superficie cellulare
  Tale transizione avviene quando l'organo è rilassato. In questi casi le cellule hanno la forma di un ombrello ma, in caso di distensione dell'organo, esse assumono una forma piatta.

- Transizione nel numero di strati cellulari
  Questa transizione si verifica nei casi in cui l'organo rilassato è composto da 5 o 6 strati di cellule, mentre durante l'allungamento o la distensione gli strati si riducono a 2 o 3.

Generalmente l'epitelio di transizione viene descritto come un tessuto costituito da tre strati: uno strato superficiale formato da grandi cellule poliedriche (cellule ombrello), uno strato intermedio in cui le cellule hanno una forma di pera e infine uno strato più profondo caratterizzato da cellule più piccole (colonne basse o cuboide). Le cellule di tutti gli strati sono collegate alla membrana basale attraverso giunzioni cellulari.
La superficie luminale dell'epitelio di transizione è ricoperta da una spessa lamella osmiofila, la quale svolge il compito di impermeabilità all'urina.

2.2.3 Specializzazione nella superficie apicale delle cellule epiteliali

2.2.3.1 Microvilli

Si tratta di piccole proiezioni dalla forma simile a quella delle dita (1-2μm di lunghezza). Essi contengono un nucleo di filamenti di actina, i quali sono ancorati alla rete terminale nel citoplasma apicale. Sono ricoperti da uno strato di glicoproteina (glicocalice).
I microvilli aumentano la superficie della membrana cellulare per migliorare l'assorbimento e sono osservabili nel tessuto che riveste l'epitelio della cistifellea e dell'intestino tenue.

Stereociglia
Le stereociglia sono microvilli lunghi (circa 5-10 μm di lunghezza) privi di nucleo di filamenti di actina e non mobili. Ne sono un esempio il rivestimento epiteliale dell'epididimo in cui migliorano l'assorbimento o i recettori cocleari e vestibolari dove agiscono come trasduttori sensoriali.

Ciglia
Esse sono proiezioni citoplasmatiche filamentose mobili provenienti dall'interno della cellula. Ogni ciglia contiene un nucleo di microtubuli (tubulina alfa e beta) chiamato assonema. L'assonema è costituito da globuli di microtubuli che circondano due microtubuli centrali (disposizione 9 + 2).
Le cellule ciliate sono intervallate da cellule caliciformi che secernono muco. Sulla superficie libera delle cellule ciliari è sempre presente una pellicola mucosa, come ad esempio nel rivestimento epiteliale delle vie respiratorie in cui il muco viene spostato verso la faringe. Esse sono osservabili anche nel rivestimento lineare delle tube di Falloppio, dove agiscono per lo spostamento degli ovuli verso la cavità uterina. Alla base di ogni ciglio è presente un corpo basale che consiste di 9 microtubuli tripletti e nessun microtubulo centrale (disposizione 9 + 0).

Poiché le ghiandole sono composte da cellule epiteliali in cui le cellule sono specializzate per la produzione di una secrezione fluida che differisce nella composizione dal sangue o dal fluido intercellulare, vale la pena includere un breve resoconto delle ghiandole in questa sezione.

2.2.3.2 Ghiandole

Le ghiandole sono cellule epiteliali specializzate che producono delle specifiche secrezioni. Tali cellule possono esistere isolate dalle altre cellule non secretorie presenti nell'epitelio, come per esempio le cellule caliciformi, o possono formare strati di epitelio altamente coerenti alla funzione secretoria, ne è un esempio il rivestimento mucoso dello stomaco.
Le ghiandole possono essere di due tipologie: unicellulari e multicellulari:

- Ghiandole unicellulari
  Si tratta di ghiandole costitute da una sola cellula. Esse sono osservabili nelle cellule caliciformi che secernono muco e che sono presenti negli epiteli colonnari delle vie respiratorie e dell'intestino.

- Girandole multicellulari
  Questa tipologia di ghiandole deriva dal rivestimento epiteliale attraverso il processo di proliferazione ed evaginazione nel tessuto connettivo sottostante.

Quando le ghiandole mantengono la loro connessione con l'epitelio superficiale in modo naturale attraverso un dotto tubolare rivestito da cellule epiteliali, esse sono chiamate ghiandole esocrine o ghiandole con dotto. Le secrezioni di queste ghiandole raggiungono la superficie attraverso i dotti di cui sono dotate.
Qualora le ghiandole perdano la loro connessione con l'epitelio superficiale, esse vengono definite ghiandole endocrine o senza dotto. La secrezione di queste ghiandole avviene attraverso il flusso sanguigno.

2.2.3.3 Classificazione delle ghiandole

La classificazione delle ghiandole può avvenire in base a diversi criteri, ovvero secondo lo schema di ramificazione del condotto, secondo le modalità di secrezione o secondo la natura del prodotto secretorio.

Classificazione secondo lo schema di ramificazione del condotto
Secondo questa classificazione, le ghiandole possono essere suddivise in:

- Ghiandole semplici: in cui il dotto della ghiandola non si ramifica;
- Ghiandole composte: in cui il dotto della ghiandola si ramifica ripetutamente.

Un'ulteriore classificazione di queste ghiandole si basa sulla forma della porzione secretoria.

- Tubulare: in cui il condotto è collegato alla porzione secretoria tubolare;

- Acinosa: in cui il dotto è collegato alla porzione secretoria con una forma simile ad una sacca.

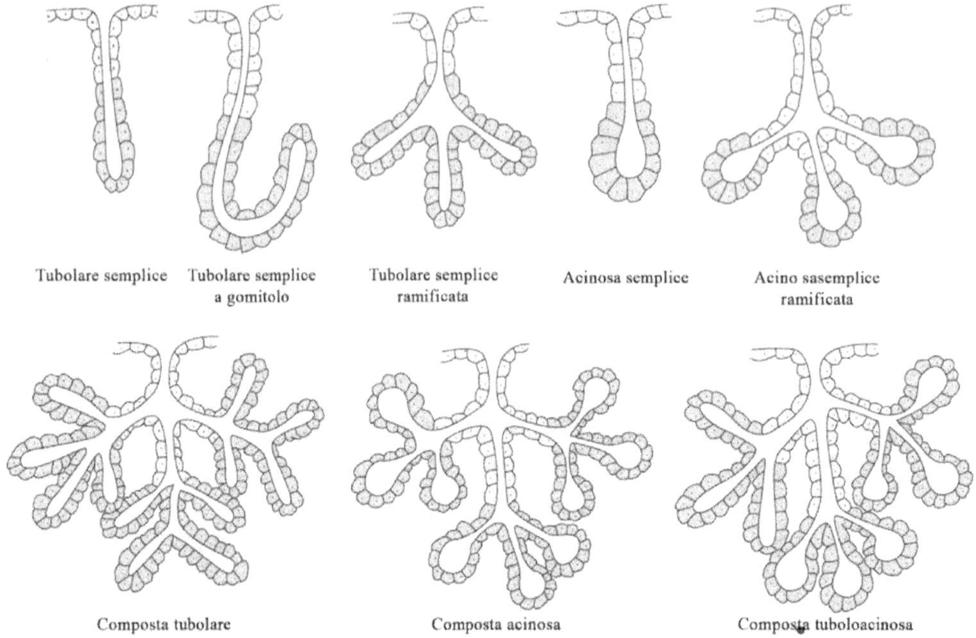

Ghiandole semplici
Le ghiandole semplici possono essere tubulari o acinose.
A loro volta le ghiandole tubolari possono essere ulteriormente suddivise in tre tipi:

- Ghiandole tubulari semplici, ad esempio le ghiandole intestinali;
- Ghiandole tubulari semplici a gomitolo, ad esempio le ghiandole sudoripare;
- Ghiandole tubulari semplici ramificate, ad esempio le ghiandole gastriche e uterine.

Le ghiandole acinose sono ulteriormente suddivise in due categorie:

- Ghiandole acinose semplici, ad esempio le ghiandole uretrali e parauretrali nel sesso maschile;
- Ghiandole acinose semplici ramificate, ad esempio ghiandole sebacee.

Ghiandole composte
Le ghiandole composte possono essere classificate in tre gruppi in base alla forma delle loro porzioni secretorie:

- Ghiandole composte tubulari, ad esempio le ghiandole bulbouretrali nel sesso maschile;
- Ghiandole composte acinose, ad esempio le ghiandole salivari;
- Ghiandole composte tubuloacinose, ad esempio la ghiandola prostatica.

2.2.3.4 Classificazione secondo le modalità di secrezione

In tale classificazione le ghiandole possono essere suddivise in tre categorie:

- Ghiandole merocrine: in cui la secrezione viene rilasciata per esocitosi attraverso la membrana cellulare; ne fanno parte la maggior parte delle ghiandole del corpo come le ghiandole salivari.
- Ghiandole apocrine: in cui la secrezione in un primo momento si accumula all'interno della cellula nella porzione apicale, successivamente una porzione della cellula (protoplasma) viene scaricata insieme alla secrezione. La porzione eliminata della cellula diventa parte stessa della secrezione, ne sono un esempio le ghiandole mammarie.
- Ghiandole olocrine: in cui l'intera cellula secretoria viene rilasciata insieme al prodotto secretorio. In questo modo l'intera cellula diventa parte della secrezione, ne sono un esempio le ghiandole sebacee.

2.2.3.5 Classificazione secondo la natura del prodotto secretorio

In questa tipologia di classificazione le ghiandole possono essere suddivise nei seguenti gruppi:

- Ghiandole mucose: per esempio la ghiandola salivare sublinguale;
- Ghiandole sierose: per esempio la ghiandola parotide;
- Ghiandole sieromucose: per esempio la ghiandola sottomandibolare;
- Ghiandole cellulari: per esempio testicolo e ovaio.

2.2.3.6 Classificazione delle ghiandole endocrine

La classificazione delle ghiandole endocrine risulta complessa a causa delle numerose variabili presenti nella loro struttura. Tuttavia, è possibile differenziare due tipologie di ghiandole endocrine in base al raggruppamento delle cellule: ghiandole endocrine a cordoni e ghiandole follicolari.

- Ghiandole endocrine a cordoni: questo gruppo di ghiandole endocrine rappresentano le ghiandole in cui le cellule formano delle strutture allungate dette cordoni e in cui sono presenti dei grumi derivanti dai capillari sanguigni fenestrati (sinusoidi) e tessuto connettivo reticolare. La secrezione viene espulsa direttamente nei capillari. La maggior parte delle ghiandole endocrine appartiene a questo gruppo.
- Ghiandole follicolari: si tratta di ghiandole endocrine in cui le cellule sono disposte in modo tale da formare dei follicoli. La secrezione in un primo momento viene immagazzinata nei follicoli e successivamente viene rilasciata nei capillari secondo il fabbisogno corporeo. La tiroide rappresenta un esempio di questo tipo di ghiandola endocrina.

2.2.4 Tessuto connettivo

Il tessuto connettivo è presente in tutto il corpo e, proprio come indica il nome stesso, il suo compito principale consiste nell'unire o sostenere gli altri tessuti dell'organismo.
Il tessuto connettivo è costituito da cellule separate l'una dall'altra da un'abbondante matrice extracellulare che viene secreta dalle cellule stesse. La matrice è composta da due componenti, ovvero fibre e sostanza fondamentale (amorfa).
Pertanto i tre componenti essenziali del tessuto connettivo sono:

- Sostanza fondamentale
- Fibre
- Cellule

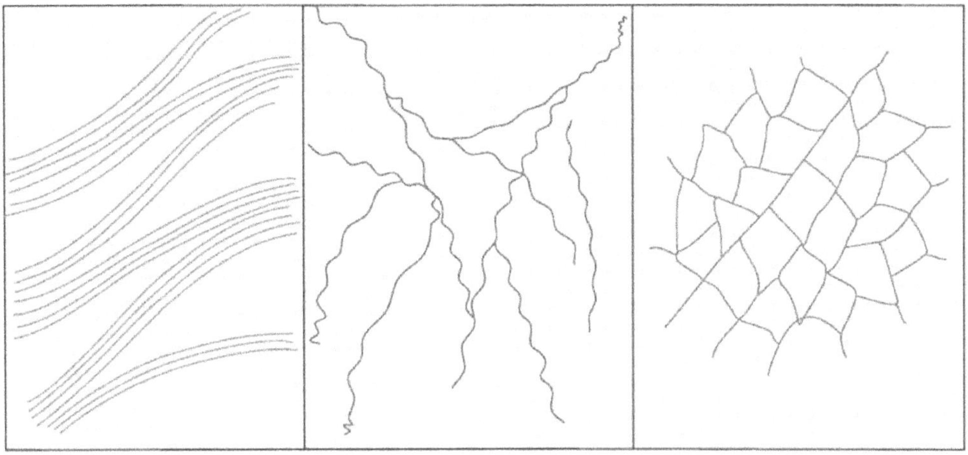

Fibre di collagene Fibre elastiche Fibre reticolari

2.2.4.1 Sostanza fondamentale

La sostanza fondamentale, o amorfa, è composta da proteine non fibrose (ad esempio acido ialuronico e condroitina solfato) e molecole complesse di polisaccaridi.

2.2.4.2 Fibre

Le fibre possono essere distinte in tre categorie: fibre di collagene, fibre elastiche e fibre reticolari. Tutte le tre categorie di fibre sono costituite da due tipi di proteine, ovvero collagene ed elastina.

- Fibre di collagene: esse sono formate da una proteina chiamata collagene. Si tratta di fibre flessibili ma estremamente resistenti. Le fibre di collagene si trovano principalmente in fasci che possono ramificarsi e unirsi con fasci vicini (le singole fibre non si ramificano).
  Esistono 19 tipi di fibre di collagene e ciascuna è designata da un numero romano, vale a dire: tipo I, tipo II, tipo III, ecc. Il tipo I è il più comune e rappresenta circa il 90% del collagene presente nell'organismo.
  Le fibre di collagene sono le fibre principali del tessuto connettivo e sono fondamentali per fornire supporto e forza. Si trovano in abbondanza nelle ossa, nella cartilagine, nei tendini e nei legamenti. Il collagene è la proteina più abbondante nell'organismo e costituisce il 30% delle proteine totali dell'organismo.

- Fibre elastiche: esse sono costituite da una proteina chiamata elastina. Esse possono essere allungate e retratte rispetto alla loro posizione originale, questo le rende fondamentali per fornire elasticità a determinati tessuti quali pelle, vasi sanguigni e tessuto polmonare. Le fibre elastiche si distribuiscono singolarmente e possono ramificarsi.

- Fibre reticolari: sono costitute da collagene proteico di tipo III. Sono caratterizzate da una forma simile a fili sottili e delicati che si ramificano e si uniscono per formare una rete sottile. Questo gruppo di fibre formano la struttura di alcuni organi quali milza, linfonodi, fegato o midollo spinale.

Tutte le categorie di fibre del tessuto connettivo sono sintetizzate dai fibroblasti.

Focus clinico

Cheloide: la formazione di cheloidi è una deviazione dalla normale guarigione delle ferite in cui si verifica un eccessivo accumulo di fibre di collagene con conseguente aumento della cicatrice tumorale. L'osteogenesi imperfetta è un difetto genetico che coinvolge il collagene di tipo I e comporta fratture spontanee delle ossa.

2.2.4.3 Cellule

Le cellule del tessuto connettivo possono essere suddivise in due categorie: cellule fisse e cellule mobili.

Cellule fisse	Cellule mobili
Fibroblasti / Fibrociti	Neutrofili
Macrofagi (istiociti)	Eosinofili
Mastociti	Basofili
Adipociti (cellule adipose)	Monociti
Cellule pigmentate	Linfociti banda T
Cellule reticolari	Cellule plasmatiche

- Cellule fisse

Esse rappresentano le cellule longeve, le quali formano una popolazione stabile che rimane all'interno del tessuto connettivo. In questa categoria rientrano:

- Fibroblasti / fibrociti
  Si tratta delle cellule più abbondanti del tessuto connettivo, esse sono presenti in quasi tutte le tipologie di tessuto connettivo. Sono cellule grandi e irregolari, dotate di un nucleo ovoidale e un nucleolo prominente.
  I fibroblasti sono coinvolti nella sintesi e nella secrezione della sostanza fondamentale e in tutte le fibre presenti nel tessuto connettivo (collagene, elastina e fibre reticolari). I fibroblasti e i fibrociti, pur essendo la stessa cellula, presentano una differenza funzionale. Con fibroblasti si intendono le cellule attive in grado di produrre la matrice, mentre con fibrociti si intendono le cellule prive di attività sintetica e più piccole e sottili.
  I fibroblasti svolgono un ruolo chiave nella guarigione delle ferite attraverso la sintesi di fibre di collagene. I fibrociti svolgono solo attività di mantenimento. In casi di necessità quali la guarigione delle ferite, i fibrociti tornano alla forma fibroblastica attiva. La formazione di collagene è compromessa in caso di carenza di vitamina C.

- Macrofagi (istiociti)
  Si tratta di cellule dalla forma irregolare e caratterizzate da brevi proiezioni ramificate. I macrofagi derivano dai monociti presenti all'interno del flusso sanguigno.
  Quando i monociti entrano nel tessuto, maturano e prendono il nome di macrofagi. Questo gruppo di cellule sono presenti in quasi tutti i tessuti dell'organismo e hanno la funzione di fagociti.

- Mastociti
  I mastociti sono piccole cellule ovali in cui il nucleo è posizionato centralmente e il citoplasma presenta molti granuli. Si tratta di cellule che derivano dalle cellule staminali presenti nel midollo osseo.
  I mastociti hanno una funzione nelle reazioni di ipersensibilità immediata (reazione anafilattica). La superficie dei mastociti possiede recettori per le immunoglobuline (anticorpi) prodotte dalle plasmacellule alla prima esposizione ad un allergene, per esempio polline o veleni, i quali sensibilizzano i mastociti.
  I mastociti, alla seconda esposizione allo stesso allergene, secernono le seguenti sostanze causando la classica reazione di gonfiore e arrossamento nella pelle:

- Eparina anticoagulante;
- Istamina, la quale dilata i piccoli vasi sanguigni per aumentare la permeabilità vascolare e provoca la contrazione della muscolatura liscia dei bronchi;
- Leucotrieni, i quali aumentano la permeabilità vascolare, provocano vasodilatazione e contrazione della muscolatura liscia dei bronchi;
- Fattore chemiotattico eosinofilo, il quale attira gli eosinofili nel sito dell'infiammazione.

- Adipociti
  Anche definiti cellule adipose, questo gruppo identifica le cellule del tessuto connettivo che sintetizzano e immagazzinano grandi quantità di lipidi. Sono caratterizzate da una forma sferica in cui i lipidi occupano quasi tutta la cellula, facendo sì che il citoplasma si estenda come bordo sottile attorno ai lipidi. Il nucleo è di forma piatta e situato lateralmente nella parte periferica della cellula. Gli adipociti si trovano singolarmente nel tessuto areolare lasso e in gruppi all'interno del tessuto adiposo. Assorbono e metabolizzano il glucosio per fornire energia attraverso la glicolisi.

- Cellule pigmentate
  Le cellule pigmentate, o melanociti, sintetizzano un pigmento marrone scuro chiamato melanina, il quale ha il compito di proteggere i tessuti dagli effetti dannosi dei raggi ultravioletti. Le cellule pigmentate si trovano nella pelle, nell'iride, nella coroide del bulbo oculare e in alcune aree del cervello. Sono caratterizzate da una forma di stella e sono dotate di molte ramificazioni.
  Il citoplasma contiene granuli di melanina chiamati melanosomi.

- Cellule reticolari
  Le cellule reticolari si trovano nei tessuti connettivi reticolari. Sono cellule ramificate dalla forma piatta e dotate di nuclei e citoplasma scarsamente colorati. Assomigliano ai fibroblasti e producono fibre reticolari a cui sono attaccate le cellule.

• Cellule mobili
Le cellule mobili sono cellule che si muovono all'interno dell'organismo e caratterizzata da una vita breve. Esse vengono continuamente sostituite dalle cellule presenti nel sangue. Solitamente questo gruppo di cellule entra nel tessuto connettivo durante l'infiammazione sfruttando il flusso sanguigno.
Esse verranno descritte nel dettaglio nel capitolo dedicato al sistema cardiovascolare.

2.2.5 Classificazione del tessuto connettivo

Il tessuto connettivo può essere classificato nelle seguenti due macrocategorie:

- Tessuto connettivo propriamente detto
  - Tessuto connettivo lasso (areolare);
  - Tessuto connettivo denso e regolare;
  - Tessuto connettivo denso irregolare;
  - Tessuto connettivo elastico;
  - Tessuto connettivo adiposo;
  - Tessuto connettivo reticolare.

- Tessuto connettivo specializzato
  - Tessuto osseo;
  - Tessuto cartilagineo;
  - Tessuto adiposo;
  - Tessuto linfonodi;
  - Sangue.

Tessuto connettivo lasso
Rappresenta il tessuto connettivo più diffuso del corpo. Esso è costituito da una rete a trama larga contenente tutte le tre tipologie di fibre (collagene, elastiche, reticolari) e contiene quasi tutti i tipi di cellule del tessuto connettivo con maggioranza di fibroblasti. Le fibre e le cellule sono disperse nella sostanza fondamentale semifluida.
Gran parte del fluido corporeo si trova all'interno del tessuto connettivo lasso. Il tessuto connettivo lasso avvolge e lega il tessuto che circonda muscoli, nervi e vasi, oltre a connettere la pelle alla fascia profonda sottostante. Infine permette alla pelle di muoversi quando viene strofinata una parte del corpo.

Tessuto connettivo regolare denso
Esso è costituito prevalentemente da fitti fasci di fibre di collagene. I fasci di fibre di collagene sono situati parallelamente rispetto alla direzione della forza esercitata sul tessuto. I fibroblasti sono presenti e disposti in file tra i fasci di fibre di collagene. Il tessuto connettivo denso è di aspetto bianco argenteo e forma tendini, aponeurosi e legamenti.

Tessuto connettivo denso irregolare
Questo tessuto è costituito da fitti fasci di fibre di collagene che si intrecciano per fornire resistenza alla forza di trazione in tutte le direzioni. Il tessuto connettivo denso irregolare forma il derma della pelle, il periostio, la capsula fibrosa delle articolazioni e la matrice di collagene dell'osso chiamata osteoide.

Tessuto connettivo elastico
Tale tessuto è costituito prevalentemente da fibre elastiche di colore giallastro e disposte in modo irregolare. Le fibre possono essere allungate fino a 1,5 volte la loro lunghezza originale e sono in grado di tornare alla loro forma originale. Il tessuto connettivo elastico si trova nelle pareti delle arterie elastiche (come aorta e grandi arterie), nelle corde vocali della laringe, nel legamento nucale sul retro del collo, nel legamento tra le arcate delle vertebre, ecc.

Tessuto connettivo adiposo
Il tessuto connettivo adiposo è costituito da grandi aggregazioni di cellule adipose o adipociti. Le cellule adipose immagazzinano goccioline di grasso all'interno del loro citoplasma, gonfiandosi e spingendo il loro nucleo verso la zona periferica. Il citoplasma è presente sotto forma di bordo sottile attorno all'adipe immagazzinato.
Il grasso viene utilizzato non solo come riserva di cibo, ma anche come protezione e sostegno per gli organi. Il tessuto adiposo è presente in abbondanza nella fascia superficiale profonda della pelle, intorno ai reni, nei vasi sanguigni intorno al cuore, nel seno delle donne sessualmente mature, ecc.

Tessuto connettivo reticolare
Esso è costituito da una rete di fibre reticolari e cellule reticolari. Il tessuto reticolare contiene macrofagi, ovvero cellule fagocitiche. Il tessuto connettivo reticolare forma la struttura reticolare di alcuni organi quali milza, linfonodi, fegato, midollo osseo, e la lamina reticolare della membrana basale.

I tessuti specializzati verranno descritti nei prossimi capitoli dedicati ai sistemi a cui essi appartengono.

2.2.6 Rigenerazione del tessuto

La rigenerazione tissutale avviene attraverso la replicazione delle cellule originarie, ovvero per mitosi. La velocità di rigenerazione dipende dalla normale velocità di ricambio

fisiologico delle specifiche cellule: i tessuti caratterizzati da un ricambio rapido saranno in grado di rigenerarsi più velocemente rispetto ai tessuti dotati di un ricambio cellulare più lungo.
In base al ricambio cellulare fisiologico le cellule possono essere suddivise in tre categorie:

- Cellule labili
  Si tratta di cellule in cui la replicazione e la rigenerazione sono processi continui. Questo gruppo include:
    - Epitelio della pella, membrana mucosa, ghiandole secretorie, dotti, rivestimento dell'utero;
    - Midollo osseo.

- Cellule stabili
  Si tratta di cellule che, seppur in grado di rigenerarsi, avviano tale processo raramente. Fanno parte di tale categoria:
    - Cellule epatiche, renali e pancreatiche;
    - Fibroblasti;
    - Cellule muscolari lisce;
    - Osteoblasti e osteoclasti dell'osso.

- Cellule perenni
  Esse sono cellule che non sono in grado di replicarsi dopo aver completato la fase di crescita. Esse includono:
    - Cellule nervose (neuroni);
    - Muscoli scheletrici e cardiaci.

2.3 Differenziazione cellulare

Le cellule si differenziano in diversi gruppi in base alle specifiche caratteristiche strutturali e funzionali nella fase iniziale di sviluppo. Per esempio le cellule epiteliali sviluppano caratteristiche diverse dai linfociti.
Nella vita post-natale, quando le cellule si replicano per produrre cellule figlie, se le cellule figlie presentano medesimo aspetto, medesime funzioni e medesima struttura

genetica rispetto alle cellule madri, sono facilmente riconoscibili e sono pertanto chiamate cellule ben differenziate.
D'altra parte, se le cellule figlie non possono essere riconosciute a causa di variazioni nel loro aspetto, nella loro funzione e nella composizione genetica, vengono definite cellule scarsamente differenziate.

2.3.1 Apoptosi cellulare

L'apoptosi è la morte programmata della cellula, definibile anche come un suicidio cellulare.
Essa rappresenta un meccanismo centrale capace di controllare lo sviluppo multicellulare.
L'apoptosi regola attività quali la separazione delle dita nella fase di sviluppo e ha un ruolo importante nella regolazione del numero di neuroni poiché un certo numero di neuroni muore durante lo sviluppo.
Inoltre, l'apoptosi assicura che le cellule inadeguate o inefficienti del sistema immunitario vengano eliminate.
Tale meccanismo è caratterizzato dal deposito della cromatina all'interno del nucleo fino a formare un corpo denso. La cromatina viene infine scissa da una specifica endonucleasi in frammenti di DNA, il patognomonico della morte cellulare apoptotica. Il gene bcl-2 codifica un inibitore intracellulare dell'apoptosi.

Informazioni chiave

Cellula più grande del corpo	Ovulo (130 μm)
Cellula meno differenziata del corpo	Zigote
Cellule più differenziate del corpo	Neuroni, miociti del muscolo cardiaco
Unica cellula senza nucleo	Eritrocita maturo
Divisione cellulare più comune	Mitosi
Ghiandole unicellulari	Cellule caliciformi
Tessuto connettivo più presente nel corpo	Tessuto connettivo lasso
Cellule del tessuto connettivo più numerose	Fibroblasti
Proteina più numerosa nel corpo	Collagene
Prime fibre del tessuto connettivo a formarsi durante lo sviluppo	Fibre reticolari
Elemento base del corpo	Cellule

Capitolo 3
Pelle, fascia superficiale e fascia profonda

3.1 Pelle

La pelle rappresenta il rivestimento esterno del corpo. Essa fornisce l'interfase dinamica tra il corpo e l'ambiente esterno ed è considerata un organo poiché è costituita da diversi tipi di tessuti strutturalmente disposti per funzionare insieme.
È l'organo più grande del corpo: in un adulto copre in media un'area di oltre 7.600 centimetri quadrati e rappresenta circa il 7% del peso corporeo di una persona.
L'aspetto generale e le condizioni della pelle sono clinicamente importanti in quanto forniscono indizi su determinate funzioni e/o disfunzioni del corpo. In linea generale è corretto dire che la pelle può riflettere lo stato di salute generale.

3.1.1 Struttura della pelle

La pelle è costituita da due strati principali: l'epidermide e il derma.
L'epitelio superficiale della pelle è definito epidermide, il quale appartiene al tessuto di tipo pavimentoso stratificato cheratinizzato. Le diverse appendici della pelle quali ghiandole sudoripare, ghiandole sebacee, capelli e unghie sono derivati specializzati dell'epidermide. Il derma, situato più in profondità è costituito principalmente da fasci di fibre di collagene, da alcuni tessuti elastici, vasi sanguigni, linfatici e fibre nervose.

3.1.1.1 Epidermide

L'epidermide è uno strato superficiale avascolare di epitelio pavimentoso stratificato cheratinizzato. Esso deriva dall'ectoderma superficiale del corpo ed ha uno spessore variabile da 0,007 a 0,12 mm.

L'epidermide è costituita principalmente da quattro tipologie di cellule:

- Cheratinociti (90%)
- Melanociti (8%)
- Cellule di Langerhans
- Cellule di Merkel

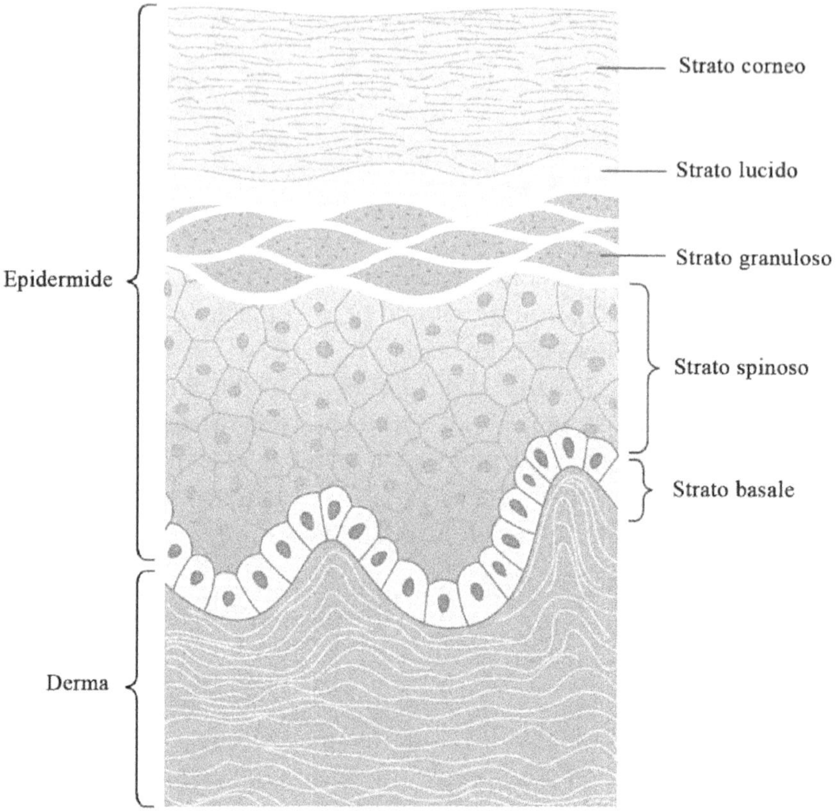

I cheratinociti sono generalmente disposti in quattro o cinque strati e sono i responsabili della produzione di cheratina, una proteina necessaria per proteggere la pelle da calore, microbi e sostanze chimiche.
I melanociti producono pigmenti di melanina, la quale conferisce alla pelle il suo naturale colore e assorbe i raggi ultravioletti così da proteggere la pelle da possibili tumori di questa derivazione.

Le cellule di Langerhans hanno origine nel midollo osseo e successivamente migrano nell'epidermide. Tali cellule partecipano alla risposta immunitaria dell'organismo e proteggono la pelle da virus e altre infezioni.
Le cellule di Merkel si trovano nella parte più profonda dell'epidermide ed entrano in contatto con il neurone sensoriale. Esse agiscono come recettori delle sensazioni tattili.

3.1.1.2 Strati dell'epidermide

In base al tipo di pelle, sia essa spessa o sottile, lo strato dell'epidermide è composto da quattro o cinque strati.
Di seguito gli strati in ordine dal più profondo al più superficiale:

- Strato basale
  Lo strato basale è composto da un singolo strato di cellule cuboidi o colonnari. Tra il derma e lo strato basale è presente la membrana basale, necessaria per separare i due strati. Le cellule presenti in questa zona sono soggette a costante divisione attraverso attività miotica. Le cellule neoformate si spostano verso lo strato superficiale affinché possano rinnovare l'epidermide. In linea generale sono necessarie circa 6-8 settimane per completare lo spostamento delle cellule.

- Strato spinoso
  Tale strato si compone di diversi strati di cellule dalla forma poligonale, ognuna delle quali presenta un nucleo ovale al centro. Le cellule sono legate tra loro dai desmosomi. La preparazione istologica provoca il restringimento della membrana cellulare, dando alla cellula un aspetto spinoso che fornisce il nome allo strato stesso.

- Strato granuloso
  Lo strato granulare è costituito da tre o quattro file di cellule appiattite con nuclei picnotici che mostrano segni di degenerazione. Il citoplasma contiene granuli di cheratoialina costituiti da una proteina ricca di istidina chiamata filaggrina.

- Strato lucido
  Esso rappresenta un sottile strato vetroso omogeneo e trasparente. Il nucleo, gli organelli e la membrana cellulare non sono visibili al microscopio. Si tratta di strato dell'epidermide altamente ed è osservabile solamente nella pelle glabra spessa come la pianta dei piedi e i palmi delle mani.

- Strato corneo
  Lo strato corneo è lo strato più superficiale della pelle ed è composto da 25/30 strati di cellule morte appiattite completamente cheratinizzate. Le cellule presenti in questo strato sono ricche di una proteina chiamata cheratina.
  Lo strato corneo rappresenta il reale stato protettivo della pelle: quando i desmosomi tra gli stati cellulari più esterni diventano deboli, la superficie cellulare avvia il processo di desquamazione.

3.1.1.3 Il derma

Il derma rappresenta lo strato vascolare profondo della pelle e deriva dal mesoderma. Esso è più spesso dell'epidermide ed è costituito da collagene di tipo I e fibre elastiche. Inoltre nel derma sono osservabili ghiandole, nervi, linfonodi e vasi sanguigni. I muscoli lisci del derma sono associati ai follicoli piliferi attraverso i muscoli erettori del pelo.

3.1.1.4 Strati del derma

Il derma viene generalmente suddiviso in due strati:

- Strato papillare o superficiale
  Questo strato si trova a contatto con l'epidermide e rappresenta circa un quinto dell'intero spessore del derma. Esso forma numerose proiezioni coniche smussate chiamate papille dermiche le quali si estendono nell'epidermide.
  Le papille dermiche si inseriscono nelle depressioni presenti nella superficie inferiore dell'epidermide, anche dette creste epidermiche, e servono ad incastrare il derma e l'epidermide.

- Strato reticolare o profondo
  Tale strato è composto principalmente da fibre di collagene disposte in fasci paralleli. La direzione di questi fasci produce linee di scissione o linee di Langer. Le linee di scissione sono orizzontali nel tronco e nel collo e longitudinali negli arti.
  Si tratta di uno strato abbastanza estensibile, come è possibile osservare nelle donne in gravidanza e negli individui obesi. Ciò nonostante, qualora sottoposto ad eccessivo allungamento, le fibre bianche che lo compongono possono spezzarsi e la loro riparazione provoca la formazione di cicatrici. Questo tipo di cicatrici sono visibili come striature bianche, chiamate anche smagliature o linea alba. Esse si trovano frequentemente nella parte inferiore dell'addome, nei glutei, nelle cosce e nei seni delle femmine multipare.

3.1.2 Colore della pelle

Il colore della pelle è conferito dalla combinazione dei seguenti tre pigmenti:

- Melanina
- Carotene
- Emoglobina

La melanina è un pigmento nero-marrone prodotto dai melanociti, i quali hanno origine dalle cellule della cresta neurale e successivamente migrano verso l'epidermide.
La quantità presente di melanina porta alla variazione del colore della pelle da pallido a scuro. I melanociti sono abbondanti nell'epidermide del pene, del capezzolo e delle areole del seno.
Il carotene è un pigmento giallo-arancio ed è esogeno poiché è assorbito attraverso il cibo. Esso è presente nello strato corneo e nelle cellule adipose del derma e della fascia superficiale.
L'emoglobina viola e l'ossiemoglobina rossa presente nei vasi sanguigni cutanei è responsabile del colore rosaceo della pelle.

Tutte le razze hanno lo stesso numero di melanociti, è la quantità di melanina prodotta e la distribuzione dei melanociti e della melatonina a determinare se il colore della pelle di un individuo sarà pallido o più scuro.

Focus clinico
Albinismo: si tratta di una condizione clinica in cui la pelle, i capelli e le ciglia di un individuo sono bianchi. Tale condizione si verifica a causa del mancato sviluppo dei pigmenti di melanina. È importante ricordare che la pelle degli albini determinati geneticamente presenta un normale numero di melanociti nel derma, la carenza è data dalla mancanza dell'enzima tirosinasi necessario per convertire l'aminoacido tirosina in melanina.

Vitiligine: tale condizione clinica si presenta sotto forma di macchie bianche sulla pelle e si verifica a causa della perdita parziale o completa dei melanociti in quella specifica regione.

3.1.3 Tipologia di pelle

Lo spessore della pelle può variare in base alla regione del corpo. È più spessa in corrispondenza dei palmi delle mani e delle piante dei piedi, i quali sono continuamente esposti ad usura. In queste zone la pelle solitamente ha uno spessore di circa 6 mm. Al contrario la pelle è più sottile sulle palpebre, sui genitali esterni e sul timpano, dove raggiunge uno spessore di circa 0,5 mm. Lo spessore medio della pelle è di 1,0-2,0 mm.

In base allo spessore, la pelle viene classificata in due macrocategorie:

- Pelle sottile e pelosa
- Pelle spessa e glabra

La pelle sottile è presente in tutto il corpo ad eccezione dei palmi delle mani e delle piante dei piedi. Come suggerisce il nome stesso, nella pelle sottile l'epidermide è composto da uno strato poco spesso.
La pelle spessa è osservabile solamente nei palmi delle mani e nelle piante dei piedi. Nella pelle spessa lo strato corneo è molto spesso poiché si tratta di un adattamento utile per resistere ai possibili traumi in queste aree del corpo. La pelle spessa, sotto lo strato corneo, è dotata dello strato lucido. Come approfondito nelle pagine precedenti, lo strato lucido indica uno strato omogeneo in cui le cellule non sono chiaramente visibili.
Nella pelle spessa i follicoli piliferi e le ghiandole sebacee sono totalmente assenti, tuttavia sono presenti in abbondanza le ghiandole sudoripare.
In linea generale la pelle spessa è composta da cinque strati, mentre la pelle sottile è composta da quattro strati in quanto lo strato lucido è assente.

3.1.4 Irregolarità della superficie cutanea

La superficie cutanea può presentare tre tipologie di irregolarità:

- Linee di tensione
- Linee di flessione
- Creste papillari

Le linee di tensione (definite anche linee di Langer), come accennato in precedenza, sono causate dagli schemi di disposizione e trazione delle fibre di collagene all'interno del derma. Essi si presentano sotto forma di solchi lineari invisibili ad occhio nudo. Hanno direzione orizzontale nel tronco e nel collo e longitudinale negli arti.
Le linee di flessione o pieghe flessorie compaiono nel tessuto cutaneo come linee e pieghe permanenti. Esse sono ben marcate nei palmi delle mani e nelle piante dei piedi e si formano a seguito di movimenti abituali. La pelle lungo queste linee è sottile e legata fermamente alla fascia profonda. Questo tipo di linee sono facilmente osservabili in prossimità delle articolazioni.
Le rughe sono provocate dalla contrazione dei muscoli sottostanti e generalmente sono perpendicolari rispetto alla linea di trazione muscolare. La continua contrazione muscolare provocata dalle espressioni facciali causa la comparsa di piccoli solchi o linee sulla fronte e sul viso. Tali formazioni possono prendere il nome di rughe di espressione.

Le creste papillari sono presenti in corrispondenza dei polpastrelli delle dita, nei palmi delle mani e nelle piante dei piedi. Tali conformazioni formano delle strette creste separate da scanalature parallele disposte in matrici curve. Si tratta delle impronte digitali.
Sebbene i disegni formati da queste linee abbiano di base delle similitudini, essi non possono essere identici in due individui distinti. Grazie alla loro facilità di raccolta e osservazione, le impronte digitali sono usate abitualmente per identificare i soggetti. Lo studio delle creste papillari è definito come dermatoglifia.
Nelle dita sono osservabili diverse tipologie di impronte: arco, arco a tenda, cappio, doppio cappio, spirale, occhio di pavone e misto.

3.1.5 Annessi cutanei

Gli annessi cutanei sono strutture che presentano uno stretto legame con la pelle e con le funzionalità ad essa associate. Tra gli annessi cutanei rientrano unghie, capelli, ghiandole sudoripare e ghiandole sebacee.

3.1.5.1 Unghie

Le unghie rappresentano delle placche indurite di cellule epiteliali cheratinizzate dello strato corneo, sono ovvero costituite da cheratina dura. Esse sono presenti nella superficie dorsale della punta delle dita delle mani e dei piedi e, di conseguenza, vengono definite unghie delle mani e unghie dei piedi.
Sia le unghie delle mani che quelle dei piedi servono a proteggere le dita e offrono supporto nell'afferrare e raccogliere piccoli oggetti. Le unghie si trovano solo nei primati, mentre la maggior parte degli altri mammiferi è dotato di artigli o zoccoli.

Parti dell'unghia

Ogni unghia è composta da quattro grandi zone:

- Eponichio (cuticola)
- Lunula
- Lamina ungueale
- Margine distale

La lamina ungueale poggia sul letto ungueale, in quale è in realtà costituito dallo strato basale e dallo strato spinoso dell'epidermide. La grande parte esposta della lamina ungueale è chiamata corpo dell'unghia, mentre la parte prossimale nascosta più piccola della lamina ungueale è chiamata radice dell'unghia. Tale parte presenta una mezzaluna bianca opaca chiamata lunula.

Il tessuto corneo sotto il corpo trasparente dell'unghia, ad eccezione fatta per lunula, è molto vascolarizzato ed è il motivo per cui l'unghia assume un colore rosaceo. In caso di anemia le unghie appaiono di un colore biancastro e pallido.

I lati del corpo dell'unghia sono sovrapposti da una piega della pelle chiamata piega ungueale. Il bordo libero, detto margine distale, indica la parte finale esposta della lamina ungueale. Al contrario il bordo prossimale indica la zona in cui la lamina ungueale è sovrapposta alla piega della pelle da cui ha origine, ovvero l'eponichio (cuticola).

La cute presente lungo il bordo dell'unghia è definita perionichio.

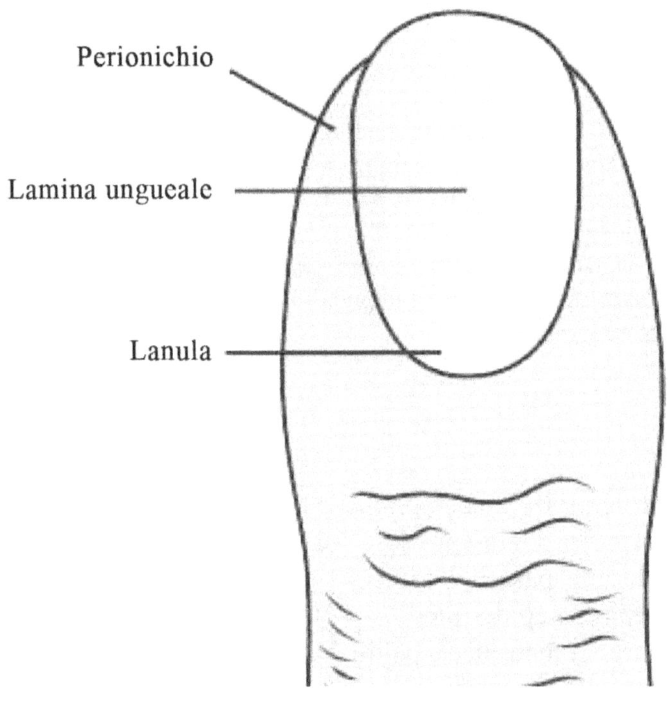

Crescita dell'unghia

Come avviene per i capelli, le unghie crescono dalla loro base. L'unghia si sviluppa per proliferazione della matrice germinativa e per trasformazione delle cellule superficiali

della matrice nelle cellule dell'unghia. Le cellule ungueali dure e trasparenti vengono quindi spinte in avanti.
Le unghie crescono continuamente per tutta la vita e non hanno fase di riposo. Esse si sviluppano ad una velocità media di circa 1 mm a settimana. Il tasso di crescita delle unghie dei piedi è leggermente più lento in quanto occorrono circa 3-4 mesi affinché l'intera unghia cresca. Per tale motivo, nelle malattie fungine delle unghie, il corso del trattamento dovrebbe durare non meno di questo periodo.

Focus clinico
Esame dell'unghia: tale esame è clinicamente importante in quanto spesso fornisce indizi sulla malattia sottostante.

Ippocratismo digitale: l'ipertrofia del letto ungueale aumenta la convessità della lamina ungueale in malattie croniche quali ascesso polmonare, bronchiectasie, osteomielite, ecc.
Nell'unghia normale l'angolo tra la lamina ungueale e la piega ungueale prossimale misura 160°, in caso di ippocratismo digitale l'angolo aumenta e si avvicina o supera i 180°.

Anonichia: si tratta di una condizione clinica congenita che determina l'assenza di unghie.

Coilonichia: indica la depressione centrale dell'unghia e l'elevazione laterale della lamina ungueale produce una curvatura concava in cui l'unghia assume la forma di cucchiaio. Tale condizione è comunemente associata ad anemia da carenza di ferro.

Paronichia: tale condizione segnala l'infiammazione del paronichio con conseguente arrossamento, gonfiore e indolenzimento delle pieghe ungueali laterali e prossimali. In questi casi il pus si accumula spesso sotto la cuticola.

3.1.5.2 Capelli e peli

I capelli e i peli sono delle sottili strutture cheratinizzate dalla forma allungata e presenti su quasi tutta la superficie corporea. Ogni capello è formato dalla matrice pilifera, una regione di cellule epidermiche alla base del follicolo pilifero. I follicoli piliferi sono derivati da invaginazioni dell'epitelio epidermico.
I peli si trovano ovunque sul corpo tranne che su palmi delle mani, piante dei piedi, labbra, glande, clitoride e piccole labbra. La presenza del pelo è una caratteristica comune a tutti i mammiferi. Gli esseri umani sono relativamente glabri in quanto solamente il cuoio capelluto, il viso, il pube e l'ascella sono forniti di pelo fitto.
La funzione primaria dei capelli è la protezione.

Parti del pelo

Ogni capello è composto da tre parti:

- Fusto
- Radice
- Bulbo

Il fusto proietta il pelo oltre la superficie della pelle. Esso rappresenta la porzione morta del capello ed è costituito da materiale cheratinoso disposto diagonalmente.
La radice del capello si trova all'interno della pelle. Essa è circondata dal follicolo pilifero, una guaina di epidermide e derma. Il follicolo pilifero è un'invaginazione tubulare dell'epidermide e del derma.
Il bulbo rappresenta la base tondeggiante della radice del capello ed è situato all'interno del follicolo pilifero. Ogni capello si sviluppa dalle cellule dello strato basale presenti nel bulbo del capello. Il bulbo del capello è invaginato da un tessuto connettivo altamente vascolarizzato, la papilla dermica, la quale fornisce nutrimento al capello in via di sviluppo.

Muscoli erettori del pelo

I muscoli erettori del pelo sono sottili frammenti di muscolatura liscia attaccati ai follicoli piliferi. Il muscolo erettore del pelo forma un angolo ottuso con la superficie della pelle. Spesso tra il muscolo e il follicolo pilifero è presente una ghiandola sebacea.
I muscoli erettori del pelo sono involontari e rispondono a stimoli termici o psicologici. La contrazione di tale muscolatura ha due effetti: la prima avviene quando si contraggono e i peli vengono tirati in posizione più verticale provocando la cosiddetta pelle d'oca, la seconda provoca la spremitura del sebo presente nei follicoli piliferi.

Struttura del pelo

Nei peli, se osservati trasversalmente, è possibile osservare tre strati distinti. Seguendo un ordine dal più profondo al più superficiale possono essere categorizzati in:

- Midollo
- Corteccia
- Cuticola

Il midollo è costituito da cellule moderatamente cheratinizzate e debolmente legate tra loro. Esse infatti sono divise da molti spazi d'aria, detti anche celle d'aria.

La corteccia è costituita da cellule fortemente cheratinizzate e raggruppate in modo compatto.
La cuticola è costituita da un unico strato di cellule caratterizzate da bordi seghettati. Tali cellule forniscono ai capelli un aspetto squamoso quando osservati al microscopio.
Ogni pelo è circondato da tre guaine:

- Guaina radicolare interna
- Guaina radicolare esterna
- Guaina di tessuto connettivo

La guaina radicolare interna si trova nella radice e circonda completamente la parte iniziale del fusto. Le sue cellule degenerano e scompaiono al di sopra delle ghiandole sebacee.
La guaina radicolare esterna è segue le cellule epidermiche arriva in prossimità della superficie. Essa mostra tutti gli strati dell'epidermide.
La guaina del tessuto connettivo è derivata dal derma.

Colore e consistenza dei capelli

Il colore dei capelli è determinato dalla quantità di melanina prodotta dai melanociti presenti nella matrice germinale del follicolo del pelo. Le diverse quantità di melanina determinano il colore dei capelli che possono variare da biondi, a castani, rossi o neri.
La consistenza dei capelli è determinata dalla forma della sezione trasversale del pelo. I capelli lisci sono rotondi in corrispondenza della sezione trasversale, mentre i capelli mossi sono caratterizzati da una forma ovale. Infine, nei capelli crespi, la sezione trasversale si presenta piatta.

Tipologie di pelo

Negli esseri umani sono osservabili tre tipologie di pelo.

- Pelo lanugo
- Pelo del vello
- Pelo terminale

Il pelo lanugo rappresenta un pelo fine e setoso che ricopre il feto. Tali peli sviluppano durante il terzo trimestre di crescita fetale e di solito non sono evidenti sul corpo del bambino al momento della nascita. Possono fare eccezione i bambini nati prematuramente.

I peli del vello rappresentano la categoria più comune in quanto ricoprono la maggior parte del corpo umano. Si tratta di peli corti, fini, morbidi e generalmente poco pigmentati e quindi poco visibili.
I peli terminali sono lunghi, ruvidi e pigmentati. Essi crescono continuamente in lunghezza. Ne sono esempio i capelli del cuoio capelluto, del viso maschile, i peli nelle regioni ascellari e pubiche, ciglia e sopracciglia.

Focus clinico
Calvizie: in una persona sana i capelli crescono a una velocità di 1 mm ogni 3 giorni. La durata della vita di un capello varia da 3 a 4 mesi per le ciglia a 3 o 4 anni per i capelli del cuoio capelluto. Ogni capello perso viene sostituito da un nuovo capello che cresce dal bulbo pilifero e spinge verso l'esterno il vecchio capello.
La calvizie si verifica quando i capelli vengono persi e non sono sostituiti da nuovi capelli. Sebbene tale condizione si possa verificare a causa di una malattia, essa è generalmente ereditaria e si verifica più frequentemente nei maschi a causa di influenze genetiche combinate con l'ormone sessuale maschile testosterone. Nessun trattamento è efficace nell'invertire la calvizie genetica, tuttavia è possibile innestare lembi della pelle contenenti follicoli sani provenienti da parti pelose del corpo.

Incanutimento dei capelli: durante l'invecchiamento i capelli assumono un colore tendente al grigio o al bianco. Tale processo è dovuto alla mancata produzione di melanina conseguente alla progressiva diminuzione della tirosinasi e all'aumento del numero degli spazi aerei presenti nelle cellule che compongono il fusto midollare.

3.1.6 Ghiandole sudoripare

Le ghiandole sudoripare sono lunghe ghiandole tubolari a spirale. Ciascuna ghiandola sudoripara è composta da due parti: una porzione secretoria e un dotto escretore.
La porzione secretoria è situata nel derma profondo e assume la forma di una spirale attorcigliata. Il dotto escretore è lungo e si estende dalla posizione secretoria alla superficie della pelle. Le ghiandole sudoripare sono più numerose nei palmi delle mani, nelle piante dei piedi, nelle ascelle, nella regione pubica e nella fronte.

3.1.6.1 Tipologie di ghiandole sudoripare

Le ghiandole sudoripare possono essere suddivise in due categorie:
- Ghiandole sudoripare eccrine
- Ghiandole sudoripare apocrine

Le ghiandole sudoripare eccrine sono ampiamente distribuite su tutto il corpo, soprattutto in corrispondenza della fronte, dei palmi delle mani e delle piante dei piedi. Si tratta di ghiandole che vengono completamente formate prima della nascita.
Le ghiandole eccrine svolgono un ruolo importante nella regolazione della temperatura corporea mediante l'evaporazione del sudore e supportano l'escrezione del sale corporeo. In risposta a stimoli termici ed emotivi, le ghiandole eccrine sono in grado di produrre dagli 8 ai 10 litri di sudore al giorno. Le ghiandole sudoripare eccrine sono stimolate dalle fibre colinergiche dei nervi simpatici.
Le ghiandole eccrine sono assenti nei margini delle labbra, nei timpani, nei letti ungueali, nella superficie interna del prepuzio e nel glande.
Le ghiandole sudoripare apocrine sono ghiandole sudoripare molto più grandi rispetto a quelle eccrine e i loro dotti si aprono nella parte apicale dei follicoli piliferi. Esse sono osservabili nelle regioni ascellari e pubiche, nelle areole del seno, nelle piccole labbra e nella regione perianale. La loro secrezione viscosa e contenente proteine e lipidi, viene versata nei follicoli piliferi. Le ghiandole sudoripare apocrine sono stimolate dalle fibre adrenergiche dei nervi simpatici.
Esse non si attivano fino al raggiungimento della pubertà e si ritiene che le loro secrezioni odorose siano necessarie per attirare il sesso opposto.
Nel meato uditivo esterno è presente una particolare tipologia di ghiandola apocrifa: la ghiandola ceruminosa. Questo gruppo di ghiandole rilasciano le loro secrezioni cerose (cerume) con l'obiettivo di fornire una barriera protettiva viscosa in grado di trattenere i corpi estranei ed evitare il danneggiamento della membrana timpanica.
Anche nelle ciglia sono osservabili delle speciali ghiandole apocrine chiamate ghiandole di Moll.
Le ghiandole sudoripare apocrine differiscono dalle ghiandole sudoripare eccrine nelle seguenti caratteristiche:

- Secernono un prodotto viscoso contenente proteine e lipidi;
- Riversano la loro secrezione nella parte apicale del follicolo pilifero, ovvero il canale pilosebaceo del follicolo pilifero, e non direttamente in superficie;
- Sono sotto controllo endocrino, nello specifico di androgeni ed estrogeni.

Le ghiandole mammarie sono delle ghiandole sudoripare modificate e situate nella fascia superficiale nella regione del torace. Tali ghiandole secernono latte durante la fase di allattamento femminile, per tale ragione raggiungono il loro massimo sviluppo durante l'età fertile.
Il seno è costituito da 15-20 lobi piramidali di tessuto ghiandolare, il quale viene drenato dai dotti lattiferi sul capezzolo. Il tessuto ghiandolare di ciascun lobo è circondato da tessuto adiposo.

La proliferazione del tessuto ghiandolare durante la gravidanza è dovuta agli estrogeni e al progesterone, mentre l'attivazione secretoria del tessuto ghiandolare è dovuta alla prolattina.
I legamenti sospensivi, chiamati legamenti di Cooper, sono sepimenti di tessuto connettivo il cui compito è quello di fissare la mammella alla cute e alla fascia profonda sottostante (fascia pettorale). Essi forniscono supporto e mantengono la posizione del seno.

	Ghiandole sudoripare eccrine	Ghiandole sudoripare apocrine
Natura della secrezione	Acquosa con cloruro di sodio, potassio, urea e ammoniaca	Viscosa con proteine e lipidi
Luogo di secrezione	Sulla superficie cutanea attraverso i pori	Nel canale pilosebaceo intorno al fusto del pelo
Distribuzione	In tutto il corpo	Ascella, pube e regione anale
Funzioni	Regolazione della temperatura corporea	Produzione dello specifico odore corporeo
Età di attività	Attivo per tutto il ciclo di vita	Attivo dalla pubertà
Controllo neurogenico	Coligernico	Adrenergico
Controllo endocrino	Assente	Presente (androgeni ed estrogeni)

Focus clinico
Ginecomastia: I lobi delle ghiandole mammarie negli individui di sesso maschile sono generalmente poco sviluppati. Qualora essi si sviluppino eccessivamente, tale condizione clinica viene definita ginecomastia.

3.1.7 Ghiandole sebacee

Le ghiandole sebacee sono associate ai follicoli piliferi in quanto si sviluppano dall'epitelio follicolare del pelo. Ogni follicolo pilifero è provvisto da 1 a 6 ghiandole sebacee.
Si tratta di ghiandole semplici ramificate collegate al follicolo pilifero e in grado di secernere un materiale oleoso, definito sebo, sul fusto del pelo. Il sebo, costituito principalmente da lipidi, viene disperso lungo il fusto del capello fino a raggiungere la superficie della pelle. Tale sostanza lubrifica e impermeabilizza la superficie della pelle, oltre a prevenire la fragilità dei capelli.
Le ghiandole sebacee sono ampiamente distribuite lungo tutta la pelle del corpo, fanno eccezione i palmi delle mani e le piante dei piedi.

Sebbene le ghiandole sebacee utilizzino principalmente i follicoli piliferi, esistono alcune zone del corpo in cui le ghiandole sebacee raggiungono direttamente la superficie della pelle. Ne sono esempio:

- Naso: in cui, quando l'apertura dei condotti è occlusa da detriti, appare sotto forma di “punto nero”;
- Regione genitale e perianale;
- Areola intorno al capezzolo: zona in cui le ghiandole sebacee formano i tubercoli di Montgomery;
- Palpebre: in cui prendono il nome di ghiandole tarsali.

Focus clinico
Acne alla pubertà: le ghiandole sebacee, sotto influenza degli ormoni sessuali, aumentano le loro dimensioni e la conseguente produzione di sebo. Nei casi in cui il drenaggio del sebo risulta bloccato, le ghiandole sebacee si infettano e producono l'acne. L'acne rappresenta una condizione in cui sono presenti delle piccole elevazioni della pelle (brufoli), i quali possono contenere pus. Solitamente sono osservabili nel viso, in particolare nei maschi adolescenti.

Cisti sebacee: l’estremità delle ghiandole sebacee si apre nel follicolo pilifero. Quando tale estremità si ostruisce la ghiandola si dilata a causa della sua stessa secrezione. Tale condizione clinica viene definita cisti sebacea.
La maggior parte delle cisti sebacee sono osservabili nella parte pelosa del corpo: cuoio capelluto, scroto, collo, spalla e schiena sono zone in cui sono presenti frequentante. Tuttavia, le cisti sebacee possono verificarsi ovunque siano presenti le ghiandole sebacee.

Corno sebaceo: quando il sebo di una cisti sebacea essuda lentamente può seccarsi e formare una punta conica dura chiamata corno sebaceo.

3.1.8 Funzioni della pelle

La pelle è un organo dinamico che non solo protegge il corpo da agenti patogeni e lesioni esterne, ma svolge un ruolo importante nel mantenimento dell'omeostasi corporea.
Le principali funzioni della pelle includono:

- Protezione
  La pelle funge da barriera protettiva tra l'ambiente esterno e i tessuti interni del corpo. Protegge il corpo da agenti patogeni e lesioni esterne.

- Idroregolazione
  Poiché la pelle è pressoché impermeabile, essa è in grado di prevenire la disidratazione, ovvero la perdita di liquidi corporei nella stagione calda e l'assorbimento di acqua quando il corpo è immerso in acqua. L'impermeabilizzazione è fornita dallo strato corneo della pelle.

- Termoregolazione
  La pelle svolge un ruolo cruciale nella regolazione della temperatura corporea. Mantiene la normale temperatura corporea di circa 37°C, attraverso la sudorazione e i brividi. Il calore in eccesso viene disperso dal corpo in tre modi, i quali coinvolgono tutti la pelle:
  - Attraverso l'escrezione e l'evaporazione del sudore,
  - Attraverso irraggiamento dai vasi sanguigni dilatati,
  - Con la conversione diretta del calore attraverso la pelle. Il calore è conservato dal grasso e dai capelli.

- Ricezione sensoriale
  La pelle è un organo sensoriale importante per la percezione di sensazioni quali dolore, tatto, temperatura e pressione. Questo perché la pelle contiene un gran numero di terminazioni nervose sensoriali chiamate recettori cutanei.

- Assorbimento di sostanze liposolubili e raggi ultravioletti
  La pelle, essendo una barriera protettiva, ha una limitata capacità di assorbimento. Le sostanze liposolubili come le vitamine A, D, E e K vengono assorbite lentamente.

Alcuni gas, come O2 e CO2, possono passare attraverso la pelle nel sangue, mentre piccole quantità di luce ultravioletta vengono assorbite prontamente dalla pelle. Alcune tossine e pesticidi possono entrare nell'organismo attraverso la pelle.

- Sintesi
  La vitamina D è sintetizzata nella pelle con l'aiuto dei raggi ultravioletti del sole. Inoltre, anche la cheratina e la melatonina sono sintetizzate nella pelle. La melanina e la cheratina rimangono nella pelle mentre la vitamina D viene utilizzata in altre parti del corpo.

- Escrezione
  La pelle funge da organo escretore attraverso la quale l'eccesso di acqua, sali e prodotti di scarto come l'ammoniaca e l'urea vengono escreti attraverso la sudorazione.

- Trasmissione delle emozioni
  La pelle è in grado di comunicare emozioni Per esempio, in caso di rabbia il viso di una persona tende ad arrossarsi, mentre quando si prova ansia i palmi delle mani diventano freddi, umidi e sono spesso colpiti da sudorazione.

3.1.9 Circolazione sanguigna nella pelle

L'epidermide della pelle è avascolare. I vasi sanguigni all'interno del derma nutrono le ghiandole e i follicoli piliferi presenti al suo interno e lo strato basale metabolicamente attivo dell'epidermide.
Una particolarità dell'afflusso di sangue alla pelle è la presenza di numerose anastomosi arterovenose che regolano il flusso sanguigno attraverso il letto capillare e aiutano a mantenere la temperatura corporea.

Focus clinico
Piaghe da decubito: una corretta circolazione del sangue nella pelle è essenziale per una pelle sana. Quando un individuo giace a letto per un lungo periodo il flusso sanguigno dermico si riduce nelle regioni in cui il corpo preme contro il letto. Ne consegue che in tali regioni si verifica

celinecrosi, la quale porta all'ulcerazione. Le ulcere così prodotte sono chiamate piaghe da decubito o ulcere da decubito.

3.1.10 Terminazioni nervose nella pelle

I nervi presenti nella pelle sono classificabili in:

- Nervi motori, ovvero fibre nervose autonome in grado di attivare le ghiandole e controllare il flusso sanguigno;
- Nervi sensoriali, ovvero fibre nervose somatiche che innervano la pelle attraverso un elevato numero di terminazioni nervose sensoriali capaci di trasportare diversi tipi di sensazioni dalla pelle verso l'interno.

3.1.10.1 Terminazioni nervose sensoriali nella pelle

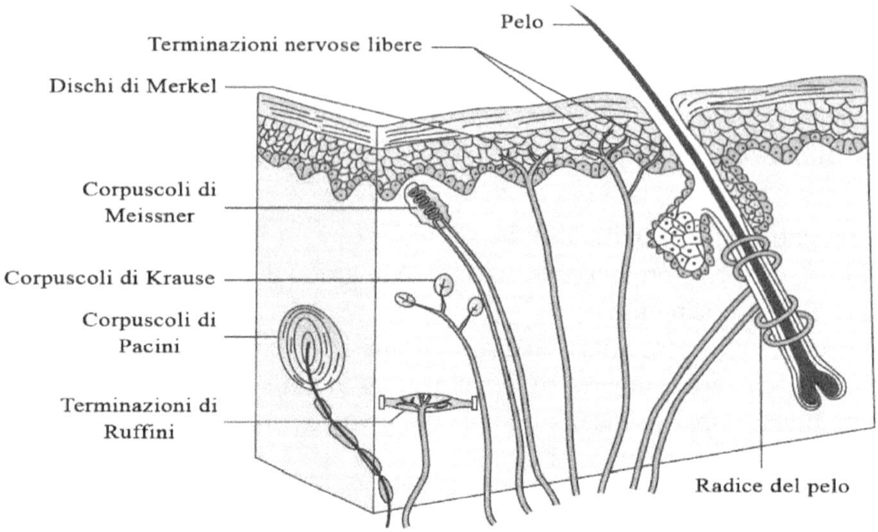

Nella pelle è possibile osservare le seguenti terminazioni nervose sensoriali:

- Le terminazioni nervose libere attraversano l'epidermide e trasportano sensazioni legate a dolore e temperatura;
- I dischi di Merkel terminano in corrispondenza delle cellule Merkel nello strato basale e fungono da meccanocettori;
- I corpuscoli di Meissner si trovano nelle papille dermiche e funzionano come meccanocettori per rilevare il tocco lieve;
- I corpuscoli di Pacini sono presenti nel derma e hanno il compito di meccanocettori per la rilevazione della pressione e della vibrazione profonda;
- Le terminazioni di Ruffini si trovano in profondità all'interno del derma e funzionano come recettori del calore;
- I corpuscoli di Krause sono localizzati nella parte superficiale del derma e hanno il compito di termorecettori per la rilevazione del freddo;
- I plessi radicolari rappresentano i plessi delle fibre nervose presenti attorno alle radici dei follicoli piliferi, i quali funzionano come recettori tattili per rilevare il movimento.

Tutti i recettori cutanei sono localizzati nel derma, ad eccezione delle terminazioni nervose libere e dei dischi di Merkel che si trovano nell'epidermide.

3.1.11 Guarigione delle ferite

La guarigione di una ferita avviene in tre fasi definite:

- Infiammazione
- Proliferazione
- Maturazione

Durante l'infiammazione le superfici lesionate si infiammano, e portano alla formazione di coaguli di sangue detriti cellulari all'interno dell'apertura formatasi nella pelle. Tale processo si verifica già nelle prime ore e spinge i fagociti e i fibroblasti a migrare verso il coagulo di sangue. I fagociti si occupano quindi di rimuovere il coagulo di sangue e i detriti cellulari, mentre i fibroblasti secernono fibre di collagene necessarie per legare le superfici tagliate.

Nella fase di proliferazione le cellule epiteliali proliferano attraverso il coagulo. L'epidermide si riunisce e si sviluppa verso l'alto fino a ripristinare il suo regolare spessore. In questa fase si forma il tessuto di granulazione costituito da nuove gemme capillari, fagociti e fibroblasti.

I fibroblasti continuano a secernere fibre di collagene mentre il coagulo e tutti i batteri vengono rimossi dalla fagocitosi. Il coagulo formatosi sopra il nuovo tessuto diventa crosta e si separa dal resto dei tessuti in circa 3-10 giorni.

Durante la maturazione il tessuto di granulazione viene sostituito da tessuto cicatriziale fibroso.

La guarigione di una ferita può essere di due tipi:

- *Guarigione primaria (o prima intenzione):* la guarigione primaria avviene in seguito ad una distruzione minima del tessuto, quando i bordi danneggiati della ferita sono opposti e ravvicinati.
- *Guarigione secondaria (o seconda intenzione):* la guarigione secondaria avviene in seguito alla distruzione di grande quantità di tessuto o quando i bordi di una ferita non possono contrapposti.

Le fasi della guarigione rimangono le medesime in entrambe le tipologie.

3.1.12 Ustioni della pelle

Le ustioni cutanee sono generalmente causate da calore, elettricità o sostanze chimiche. Le ustioni cutanee vengono classificate in primo grado, secondo grado o terzo grado in base alla loro gravità.

Ustione di primo grado

- Distrugge solo l'epidermide;
- I sintomi osservabili sono: arrossamento, dolore ed edema (gonfiore);
- Perdita dello strato superficiale pochi giorni dopo.

Ustione di secondo grado

- Coinvolge l'epidermide e parte del derma;
- Oltre ai sintomi osservabili anche nelle ustioni di primo grado, è inclusa anche la comparsa di vesciche;
- Guarisce completamente in poche settimane.

Ustione di terzo grado

- Distrugge completamente sia l'epidermide che il derma e, frequentemente, parte del muscolo sottostante;
- La pelle appare cerosa ed è insensibile al tatto;
- Comparsa di ferite;
- Durante la guarigione si forma tessuto cicatriziale;
- La completa guarigione richiede l'inserimento di un innesto cutaneo.

Le ustioni gravi includono le ustioni di terzo grado che coinvolgono il 10% della superficie corporea, o ustioni di secondo grado che coinvolgono oltre il 25% della superficie corporea.

Stima della superficie totale di pelle
La superficie totale della pelle che copre l'intero corpo umano è compresa tra 1,5 - 2,0 metri quadri.
La stima della percentuale di superficie danneggiata in caso di ustione è importante nel trattamento del paziente attraverso liquido endovenoso che possa integrare i liquidi persi a causa del danno tissutale.

La regola del nove è una regola utilizzata per stimare rapidamente la superficie interessata dall'ustione. Secondo questa regola, la superficie totale del corpo è suddivisa in regioni, ciascuna delle quali rappresenta il 9%, o un multiplo del 9%, della superficie cutanea totale.
In alternativa, la regola dell'area della mano permette di ottenere una stima approssimativa della superficie interessata dall'ustione mediante l'osservazione della mano del paziente. Secondo questa regola, l'area della mano del paziente corrisponde a circa l'1% della superficie corporea totale.

Regione del corpo	% superficie cutanea
Testa e collo (include la superficie anteriore e posteriore)	9 (4,5 + 4,5)
Arto superiore destro (include la superficie anteriore e posteriore)	9 (4,5 + 4,5)
Arto superiore sinistro (include la superficie anteriore e posteriore)	9 (4,5 + 4,5)
Superficie anteriore del tronco	18 (9 x 2)
Superficie posteriore del tronco (include i glutei)	18 (9 x 2)
Arto inferiore destro (include la superficie anteriore e posteriore)	18 (9 + 9)
Arto inferiore sinistro (include la superficie anteriore e posteriore)	18 (9 + 9)
Perineo	1
Totale	100

Rigenerazione della pelle
La pelle ha un'elevata capacità di rigenerazione e riparazione. Per questo motivo l'innesto cutaneo è una procedura piuttosto comune nella chirurgia plastica, soprattutto a seguito di ustioni.
Quando viene rimossa una parte di epidermide, la riparazione e rigenerazione avviene mediante l'attività proliferativa dello strato germinativo; tuttavia non esiste processo di rigenerazione nei follicoli piliferi.

Nei casi in cui il derma rimane intatto, lo schema delle creste papillari (impronte digitali) viene riprodotto come in precedenza. Quando invece il derma è danneggiato, le creste papillari si rigenerano ma senza conformarsi allo schema originario.

3.2 Fascia superficiale

La fascia superficiale rappresenta uno strato sottocutaneo di tessuto areolare lasso che unisce il derma della pelle alla fascia profonda sottostante e permette la mobilità del derma sulle strutture sottostanti.
Essa è riccamente infiltrata di grasso la cui quantità varia nelle diverse parti del corpo. Le uniche zone in cui la fascia superficiale non contiene grasso sono: palpebre, orecchio esterno, pene e scroto.
La quantità di grasso nella fascia superficiale è tendenzialmente maggiore nel sesso femminile e nei bambini. Tale strato è il principale fattore responsabile della silhouette femminile; sono infatti presenti speciali depositi di grasso in zone specifiche che formano le caratteristiche sessuali secondarie femminili. Tali regioni sono individuabili nella regione glutea e lombare, nella parte anteriore della coscia, nella parete addominale anteriore sotto la zona ombelicale, nei seni, nella regione del deltoide e nella regione toracica e cervicale.

3.2.1 Funzioni della fascia superficiale

Le funzioni della fascia superficiale sono le seguenti:

- Forma uno strato isolante in profondità rispetto alla pelle;
- È responsabile della silhouette del corpo umano;
- Permette alla pelle di avere la mobilità necessaria per muoversi sulle strutture sottostanti;
- Fornisce il passaggio agevolato di nervi, vasi e linfonodi;
- Agisce come elemento di protezione e “cuscinetto" in alcune regioni del corpo in cui è presente un elevato accumulo di grasso.

Focus clinico

Iniezioni sottocutanee: le iniezioni sottocutanee sono dolorose a causa della presenza di recettori del dolore all'interno della zona.
I farmaci somministrati per questa via vengono assorbiti lentamente poiché il tessuto sottocutaneo ha una scarsa irrorazione sanguigna. Generalmente solo piccole dosi (0,5-1 ml) di farmaci idrosolubili vengono somministrate per via sottocutanea.
Ne sono un esempio le iniezioni di insulina nelle persone diabetiche, le quali vengono somministrate per via sottocutanea in piccole dosi per un rilascio lento nel lungo periodo.
Le zone preferibili in caso di iniezioni sottocutanee sono le seguenti:

- Parte posteriore del braccio,
- Parte anteriore dell'avambraccio,
- Parete addominale anteriore,
- Parte anteriore della coscia.

3.3 Fascia profonda

La fascia profonda rappresenta una membrana dura e anelastica costituita di tessuto fibroso e che avvolge il corpo nella parte più profonda del tessuto sottocutaneo.
La fascia profonda ha il compito di mantiene in posizione i tessuti del corpo e supporta la forma del corpo. Essa è ben marcata in corrispondenza degli arti e del collo. Negli arti presenta dei setti, detti setti intermuscolari, posizionati tra i gruppi muscolari e che permettono l'attaccamento al periostio dell'osso. Tali setti consentono ad un gruppo di muscoli di contrarsi individualmente e di scorrere liberamente sui gruppi muscolari adiacenti.
Nel collo, la fascia profonda è caratterizzata da tre strati:

- *Strato di rivestimento della fascia cervicale*, il quale racchiude le strutture del collo;
- *Fascia pretracheale*, la quale si estende nella parte anteriore della trachea;
- *Fascia prevertebrale,* la quale si sviluppa nella parte cervicale della colonna vertebrale. Tale conformazione fa sì che il collo sia diviso in due compartimenti: compartimento viscerale e compartimento muscolo-scheletrico.

Regioni in cui la fascia profonda è assente
La fascia profonda è assente nelle seguenti regioni:

- Viso
- Seno

- Parete addominale anteriore
- Pene e scroto
- Fossa ischio-rettale

3.3.1 Variazioni della fascia profonda

Le possibili variazioni della fascia profonda includono le seguenti tipologie:

- Retinacoli
  In alcune regioni la fascia profonda diventa più spessa, così da formare delle bande piuttosto spesse il cui compito consiste nel mantenere i tendini dei muscoli lunghi nella posizione corretta e prevenire il loro inarcamento durante il movimento. Tali bande sono definite retinacoli dei flessori e degli estensori e sono osservabili intorno alle articolazioni del polso e della caviglia.

- Aponeurosi
  In corrispondenza dei palmi delle mani e delle piante dei piedi è possibile osservare un ispessimento della fascia profonda, la quale forma le cosiddette aponeurosi palmari e plantari. Tale conformazione è costituita da uno spesso strato di tessuto fibroso necessario per l'attaccamento die muscoli e la protezione delle strutture interne sottostanti. Le aponeurosi palmari e plantari rappresentano rispettivamente i tendini degenerati dei muscoli palmari e plantari.

- Guaine fibrose
  La fascia profonda, in alcune regioni del corpo, diventa talmente densa da formare una guaina che si sviluppa intorno ai fasci neurovascolari, nello specifico:
  - *Guaina carotidea,* la quale racchiude l'arteria carotide, la vena giugulare interna e il nervo vago;
  - *Guaina ascellare,* la quale racchiude l'arteria ascellare e la vena ascellare. In questo caso la fascia profonda è densa attorno all'arteria e piuttosto lassa attorno alle vene, così da permettere la loro distensione.

- Capsule fibrose

In alcune zone del corpo la fascia profonda si divide per formare una capsula in grado di avvolgere una ghiandola. È il caso della ghiandola parotide, della ghiandola sottomandibolare, della ghiandola della tiroide, ecc.

- Membrane interossee
  Nell'avambraccio e nella gamba la fascia profonda presenta delle variazioni necessarie per formare le membrane interossee.

- Setti intermuscolari
  In corrispondenza degli arti la fascia profonda sviluppa dei setti fibrosi a partire dalla sua superficie profonda, essi hanno il compito di supportare la formazione dei compartimenti muscolari.

- Guaine flessorie fibrose
  Nelle superfici flessorie presenti nelle dita delle mani e dei piedi, la fascia profonda diventa più spessa per formare la guaina fibrosa del flessore, la quale avvolge i tendini flessori lunghi. Tali guaine, dette guaine sinoviali digitali, impediscono ai tendini di piegarsi ed abbandonare la loro posizione naturale.

- Legamenti
  I legamenti delle articolazioni sono considerati come spesse bande localizzate nella fascia profonda.

- Guaina fasciale
  La guaina fasciale forma una guaina che si sviluppa intorno ad alcuni muscoli. Ne è un esempio la fascia iliaca.

3.3.2 Terminazioni nervose nella fascia profonda

La fascia profonda è estremamente sensibile. Il suo apporto nervoso deriva da:

- Nervi che raggiungono la pelle sovrapposta,
- Nervi che forniscono i muscoli all'interno della fascia profonda.

3.3.3 Funzioni della fascia profonda

Le principali funzioni della fascia profonda sono le seguenti:

- Mantenere le strutture sottostanti nella posizione corretta e preservare il caratteristico profilo superficiale di arti e collo;
- Fornire una superficie aggiuntiva utile per l'attaccamento dei muscoli;
- Facilitare il drenaggio venoso e linfatico;
- Legare le ossa attraverso le membrane interossee;
- Mantenere i tendini lunghi nella posizione corretta affinché essi non si danneggino, inoltre supporta lo scorrimento durante il movimento.

Focus clinico

Poiché la fascia profonda definisce i piani fasciali tra i muscoli, questi ultimi possono rappresentare dei potenziali percorsi per la diffusione di infezioni.
Il pus tende a penetrare lungo le linee con minor resistenza presenti nei piani della fascia profonda.
Il pus può quindi essere individuato seguendo i canali formati dalla fascia profonda attorno ai vasi sanguigni e ai muscoli. Per esempio il pus presente nella radice del collo può raggiungere il braccio attraverso la guaina ascellare.
Il pus presente nella colonna toracica tubercolare può penetrare nella regione inguinale attraverso la fascia iliaca.
La fascia profonda è meno marcata, ovvero meno facile da osservare, nella regione della parete addominale anteriore. Per tale ragione è generalmente considerata assente.

Informazioni chiave

Organo più esteso del corpo	Pelle
Pelle più spessa presente nel corpo	Palmi delle mani, piante dei piedi
Pelle più sottile presente nel corpo	Glande del pene, palpebre, timpano
Disturbo congenito della pelle più comune	Nei
Causa dei nei	Melanociti presenti in gruppi ad alta densità
Regione in cui il tumore della pelle è più comune	Viso
Tipologia di tumore della pelle più comune	Carcinoma
L'esoscheletro negli esseri umani è osservabile in	Capelli e unghie
Recettore sensoriale più grande della pelle	Corpuscoli di Pacini
Tipologia di pelo più comune nel corpo umano	Pelo di Vello e permanente
Regione con il più elevato numero di ghiandole sudoripare	Fronte, palmi delle mani, piante dei piedi
Regione con il più elevato numero di ghiandole sebacee	Cuoio capelluto
Regione in cui la fascia superficiale è dotata di abbondanti quantità di grasso	Seno, glutei, fianchi, parete addominale anteriore
Regione in cui la fascia superficiale è priva di grasso	Pene, scroto, palpebre
Tumore più comune del tessuto sottocutaneo	Lipoma
Regioni in cui la fascia profonda è assente	Viso, genitali esterni

Capitolo 4
Il sistema scheletrico

Introduzione

Il sistema scheletrico è composto da ossa e cartilagine. Entrambe sono costituite da tessuto connettivo specializzato chiamato tessuto scheletrico (scleroso) in grado di sopportare il peso senza subire alcun piegamento. Inoltre, tale tessuto è caratterizzato da una notevole resistenza alla trazione.
Sebbene il tessuto scheletrico sia costituito dagli stessi componenti (es. cellule, matrici) del tessuto connettivo generale, esso differisce da un punto di vista fisico poiché la sua matrice si solidifica.

Le funzioni del sistema scheletrico sono le seguenti:

- Formazione della struttura rigida del corpo;
- Protezione delle viscere (cervello, cuore, polmoni, ecc.) da potenziali lesioni derivanti dall'esterno;
- Fornire al corpo un'ampia gamma di movimenti.

4.1 Scheletro assiale e scheletro appendicolare

Per facilitarne lo studio, lo scheletro è suddiviso in due categorie: scheletro assiale e scheletro appendicolare.

4.1.1 Scheletro assiale

Lo scheletro assiale è costituito da ossa e cartilagini che si trovano in prossimità dell'asse centrale del corpo.
Esse includono cranio, ossicini uditivi, osso ioide, colonna vertebrale e gabbia toracica:

- Cranio: consiste in due serie di ossa, le ossa craniche che formano il cranio e le ossa facciali.
- Canale uditivo: si tratta degli ossicini uditivi, ovvero le tre piccole ossa presenti in ciascuna cavità dell'orecchio.
- Osso ioide: si trova sopra la laringe e sotto la mascella inferiore.
- Colonna vertebrale: essa è composta da composta da 26 ossa (vertebre) individuali o mobili.
- Gabbia toracica: rappresenta la struttura ossea e cartilaginea del torace ed include 12 paia di costole con cartilagini costali e sterno.

4.1.2 Scheletro appendicolare

Lo scheletro appendicolare presenta una struttura simmetrica bilaterale e comprende le ossa degli arti superiori e inferiori, le giunzioni ossee che ancorano queste estremità allo scheletro assiale.

- Cintura pettorale: essa è costituita da due coppie di scapole e clavicole. Non si tratta di una cinta completa poiché è attaccata solo anteriormente.
- Ossa degli arti superiori: ogni arto superiore contiene l'omero, il radio e l'ulna in braccio e avambraccio e ossa carpali, ossa metacarpali e falangi nella mano.
- Cintura pelvica: è formata dalle due ossa dell'anca. Si tratta di una cintura completa in quanto è unita anteriormente alla sinfisi pubica e posteriormente all'osso sacro della colonna vertebrale.
- Ossa degli arti inferiori: ogni arto inferiore contiene il femore nella coscia; la tibia e il perone nella e le ossa tarsali, le ossa metatarsali e le falangi all'interno del piede.

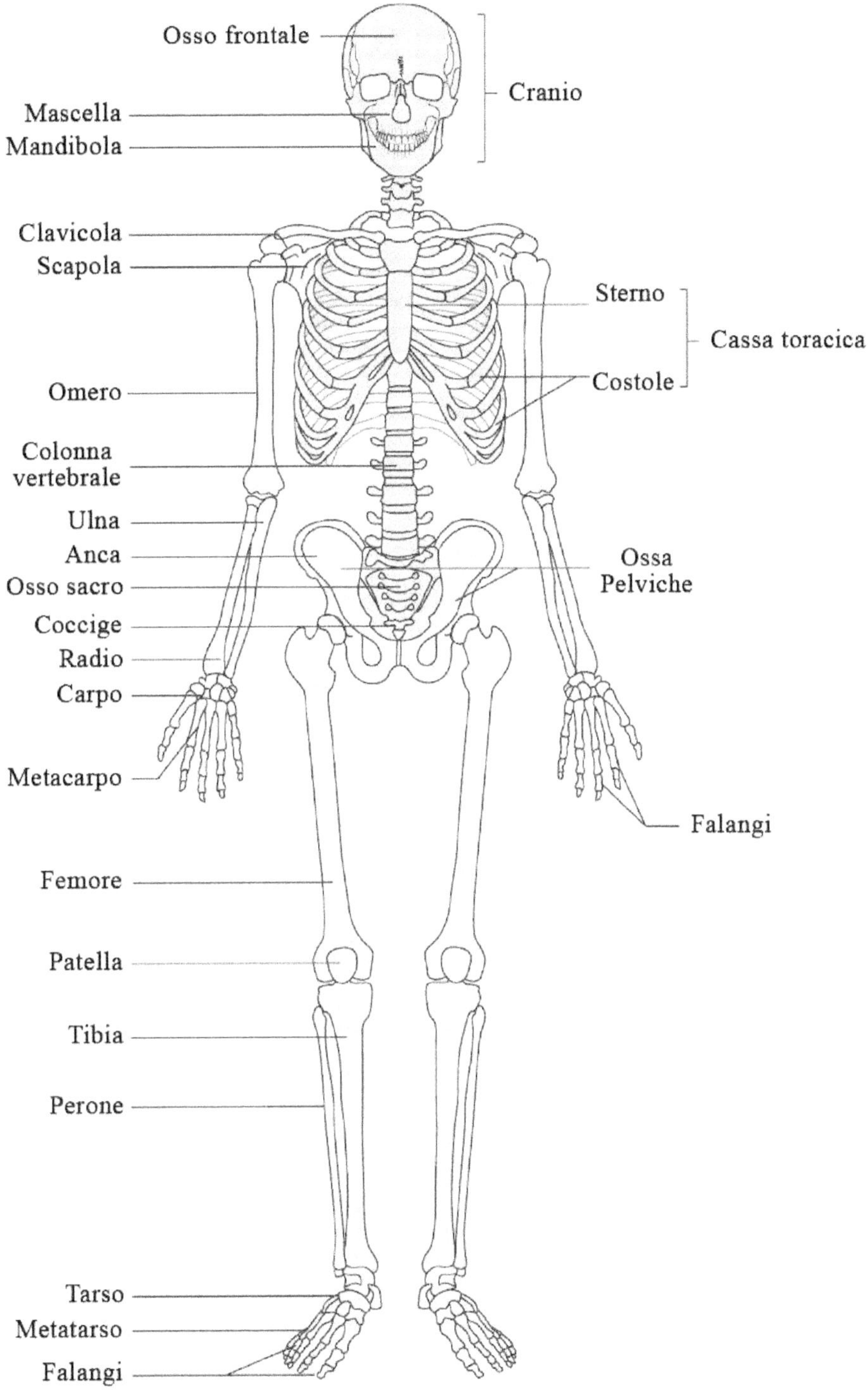
Osso frontale
Cranio
Mascella
Mandibola
Clavicola
Scapola
Sterno
Cassa toracica
Costole
Omero
Colonna vertebrale
Ulna
Anca
Ossa Pelviche
Osso sacro
Coccige
Radio
Carpo
Metacarpo
Falangi
Femore
Patella
Tibia
Perone
Tarso
Metatarso
Falangi

4.2 Ossa

Le ossa rappresentano un terzo del tessuto connettivo. Esse sono costituite per oltre il 60% di sali di calcio, perlopiù fosfato di calcio, carbonato di calcio e in minima parte altre tipologie di sali. La loro composizione le rende estremamente dure e rigide, oltre a renderle resistenti alle forze compressive del sollevamento di

Regioni dello scheletro	Numero di ossa
Scheletro assiale	
Cranio	8
Ioideo	1
Canale uditivo	6
Colonna vertebrale	26
Sterno	1
Costole	24

Regioni dello scheletro	Numero di ossa
Scheletro appendicolare	
Clavicola	2
Scapola	2
Omero	2
Ulna	2
Radio	2
Carpale	16
Metacarpale	10
Falange arto superiore	28
Femore	2
Perone	2
Tibia	2
Rotula	2
Tarso	14
Metatarso	10
Falange arto inferiore	28

pesi e alle forze ad alto impatto derivanti da movimenti come i salti.

I tessuti connettivi organici, formati in gran parte da fibre di collagene, sono i responsabili della robustezza e flessibilità utili per resistere alle forze di trazione. Dal punto di vista della forza, le ossa possono essere comparate a materiali come il ferro e l'acciaio.
Nonostante la loro durezza e l'alto contenuto di calcio, le ossa sono un tessuto vivo a tutti gli effetti. Esse sono infatti caratterizzate da un'elevata vascolarizzazione, da un constante riciclo del calcio in esse contenuto e da uno schema di crescita osservabile.
Anche le ossa, come gli altri tessuti dell'organismo, sono soggette a malattia e sono in grado di guarire dopo una frattura. Ciò che le distingue è una maggiore capacità rigenerativa rispetto a qualsiasi altro tessuto del corpo, ad eccezione fatta per il sangue. Il tessuto osseo può modellare e modificare sé stesso in base ai cambiamenti derivanti dallo stress e dalla tensione supportati. Per questa ragione in caso di mancato utilizzo le ossa tendono ad andare incontro ad atrofia, mentre in caso di eccessivo utilizzo tendono all'ipertrofia.

4.2.1 Funzioni delle ossa

Le principali funzioni delle ossa sono le seguenti:

- Le ossa sono fondamentali per il supporto del corpo umano, per dargli forma e per resistere a tutte le forme di stress esterno.
- Il sistema scheletrico offre la superficie necessaria per l'attaccamento di muscoli, tendini e legamenti.
- Le ossa hanno il ruolo di leve durante le azioni e i movimenti muscolari.
- Il cranio, la colonna vertebrale e la gabbia toracica proteggono organi fondamentali come il cervello, la spina dorsale, il cuore e i polmoni.
- Il midollo osseo produce le cellule ematiche.
- Le ossa conservano il 97% delle scorte di calcio e fosforo contenute nell'organismo.
- Il midollo osseo contiene le cellule del sistema reticolo-endoteliale, fagociti che hanno un ruolo importante nelle risposte immunitarie del corpo.

4.2.2 Struttura microscopica delle ossa

Le ossa rappresentano un tessuto connettivo specializzato e sono costituite di tre componenti:

- Cellule

- Sostanza fondamentale
- Fibre

La sostanza fondamentale e le fibre insieme formano la sostanza intercellulare o la matrice soggetta a mineralizzazione. Le cellule delle ossa possono invece essere suddivise in osteoblasti, osteociti e osteoclasti.

4.2.2.1 Osteoblasti

Gli osteoblasti derivano da cellule osteoprogenitrici pluripotenti localizzate nel mesenchima, nel periostio e nell'endostio. Queste cellule secernono osteoide, ovvero è una matrice non mineralizzata costituita da proteoglicani, glicoproteine e fibre di collagene di tipo I.
Affinché avvenga la mineralizzazione, gli osteoblasti secernono osteocalcina e fosfatasi alcalina, le quali liberano il calcio e i radicali di fosfato.
Gli osteoblasti, inoltre, rilasciano delle vescicole della matrice in grado di concentrare calcio e fosfato, i fattori più importanti e fondamentali per la mineralizzazione.
Gli osteoblasti subiscono la mitosi e rappresentano le cellule precursore degli osteociti.

4.2.2.2 Osteociti

Gli osteociti sono derivati dagli osteoblasti: quando un osteoblasto viene circondato dalla matrice diventa un osteocita.
Si tratta di cellule appiattite dotate di numerosi processi citoplasmatici. Si trovano negli spazi presenti all'interno della matrice (lacune e canalicoli). Gli osteociti, a differenza degli osteoblasti, non subiscono mitosi.
I canalicoli si estendono da ciascuna lacuna e consentono la diffusione del materiale nutritivo affinché le cellule rimangano in vita nella matrice calcificata. Esse mantengano l'osso grazie alla loro equilibrata attività osteogenica e osteoclastica.
Le cellule secernono fosfatasi alcalina per mantenere la calcificazione e, dopo la loro morte, la matrice viene decalcificata.

4.2.2.3 Osteoclasti

Gli osteoclasti derivano dalla fusione di cellule non impegnate del midollo osseo, le quali sono correlate ad un tipo di globulo bianco definito monocita simile alla formazione di cellule giganti derivanti dalla fusione dei macrofagi. Gli osteoclasti sono quindi grandi

cellule dotate di più nuclei e che forniscono supporto durante il processo di riassorbimento dell'osso, per tale ragione ricoprono un ruolo importante nel rimodellamento osseo.
Gli osteoclasti sono osservabili in depressioni poco profonde dell'osso denominate lacune di Howship. Queste cellule non sono soggette a mitosi.

4.2.2.4 Sostanza fondamentale

La sostanza fondamentale racchiude i seguenti elementi:

- Proteoglicani contenenti una catena laterale di glicosaminoglicani (GAG), in particolare solfato di condroitina e cheratansolfato.
- Glicoproteine quali osteonectina e osteocalcina, una proteina legante il calcio.
- Una componente mineraria la quale include idrossiapatite (cristalli di fosfato di calcio), ioni citrato e ioni bicarbonato. La componente minerale è costituita principalmente da cristalli di idrossiapatite di fosfato di calcio e contribuisce alla durezza e alla rigidità dell'osso.
- Acqua (fluido tissutale) la quale contribuisce ad un basso grado di idratazione delle ossa (circa il 7%).

4.2.2.4 Fibre

Le fibre delle ossa sono fibre di collagene di tipo I e forniscono resistenza alla trazione.

4.2.3 Classificazione delle ossa

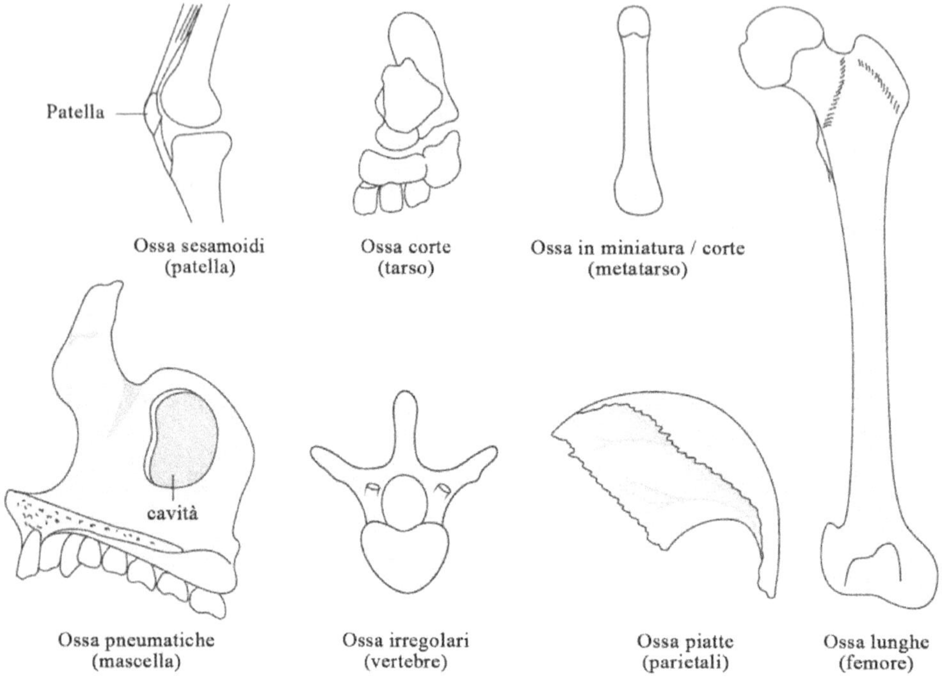

Le ossa generalmente possono essere categorizzate seguendo tre approcci:

- In base alla forma
- In base alla struttura
- In base allo sviluppo

4.2.3.1 Classificazione in base alla forma

In relazione alla loro forma e dimensione le ossa possono essere classificate nelle seguenti categorie:

- Ossa lunghe
  Ogni osso lungo presenta una forma in cui la lunghezza supera la larghezza e lo spessore. Si tratta di ossa portanti che solitamente sono posizionate verticalmente

nel corpo in corrispondenza degli arti, in cui agiscono come leve per i muscoli ad esse connessi. Tali ossa solitamente sono costituite da tre parti: un fusto tubolare allungato, detto diafisi, e due estremità espanse definite epifisi.
Le ossa lunghe, inoltre, sono dotate di cavità midollare in cui è contento il midollo osseo.
Esempi di ossa lunghe sono:

- Tipiche ossa lunghe come omero, radio, ulna, femore, tibia e perone;
- Ossa lunghe in miniatura con una sola epifisi come metacarpi, metatarsali e falangi;
- Ossa lunghe senza cavità midollare come la clavicola.

- Ossa corte
  Si tratta di ossa di piccola dimensione solitamente caratterizzate da una forma cubica dotata quindi di sei superfici. Tutte le ossa corte si ossificano nella cartilagine in un momento successivo alla nascita. Fanno eccezione astragalo, calcagno e cuboide poiché iniziano la loro ossificazione prima della nascita.
  Rappresentano un esempio di ossa corte le ossa carpali e tarsali.
- Ossa piatte
  Questa categoria di ossa è caratterizzata da una forma piatta e si trova perlopiù sotto forma di struttura di collegamento tra le cavità dell'organismo.
  Ne sono un esempio le costole, lo sterno, la scapola e le ossa presenti nella volta del cranio.

- Ossa irregolari
  Rappresentano le ossa che non è possibile includere in nessuna delle categorie precedenti.
  In questo gruppo rientrano anche le ossa pneumatiche, le quali presentano delle piccole cavità piene d'aria che sono direttamente collegate con le cavità nasali. Questa tipologia di ossa rende il cranio più leggero e agevola la respirazione. Tra queste sono presenti l'osso mascellare, frontale, etmoide e sfenoide.

- Ossa sesamoidi
  In questa categoria vengono racchiusi i noduli ossei presenti nei tendini o nelle capsule articolari. Questa tipologia di ossa non presenta periostio e si ossifica dopo la nascita. Esse sfregano contro la superficie convessa delle ossa durante i movimenti delle articolazioni. La superficie di contatto è composta di cartilagine ialina e lubrificata da una membrana sinoviale.

La funzione delle ossa sesamoidi è quella di resistere alla pressione, ridurre l'attrito, mantenere la circolazione locale e modificare la direzione della trazione del muscolo.
Ne sono un esempio la rotula e il pisiforme.

- Ossa accessorie (soprannumerarie)
  Si tratta di ossa che generalmente non sono presenti nel corpo e, quando presenti, non provocano nessun danno o pericolo. Spesso possono comparire come epifisi disunite sviluppate da centri di ossificazione o come mancata fusione di un'epifisi. Ne sono un esempio le ossa suturali (tubercolo laterale dell'astragalo e l'osso vespasiano. Nella pratica medico-legale le ossa accessorie possono essere scambiate per fratture, tuttavia questo genere di ossa sono spesso bilaterali e presentano una superficie liscia senza presenza di callosità.

- Ossa eterotopiche
  Questo gruppo racchiude le ossa che possono svilupparsi all'interno dei tessuti molli. Ne sono un esempio i fantini, i quali possono sviluppare ossa nei muscoli adduttori.

4.2.3.2 Classificazione in base alla struttura

Da un punto di vista *macroscopico* la struttura di un osso può essere distinta in compatta o spugnosa.
In linea generale, la maggior parte delle ossa del corpo umano presenta una struttura base esterna compatta e una regione intera spugnosa.
Per esempio, nelle ossa lunghe, il fusto è formato da osso compatto caratterizzato da una forma cilindrica che circonda la cavità centrale definita cavità midollare. Le estremità delle ossa lunghe consistono in ossa spugnose avvolte in un sottile strato di osso compatto. Nelle ossa piatte come quelle del cranio, invece, l'osso spugnoso è situato tra due strati di osso compatto. La parte spugnosa è definita diploe cranico, mentre le parti esterne e interne sono definite tavolati.
Solamente la conca nasale rappresenta un'eccezione poiché è formata esclusivamente da osso spugnoso.

Ossa compatte
Le ossa compatte presentano una struttura densa che è molto simile a quella dell'avorio nonostante sia estremamente porosa. Solitamente questo tipo di struttura è riscontrabile

nelle ossa lunghe e in quelle della corteccia. Le ossa di questo tipo derivano da un'evoluzione adattiva alle forze di flessione e torsione.
L'osso compatto è costituito da lamelle di collagene e osteone.

- Lamelle ossee
  L'osso compatto è costituito da tre tipologie di lamelle ossee:
  - *Lamelle concentriche*, le quali circondano il canale di Havers;
  - *Lamelle interstiziali*, le quali sono situate tra gli osteoni. Si tratta di resti di vecchie lamelle circonferenziali esterne o vecchi sistemi di Havers;
  - *Lamelle circonferenziali,* le quali sono piastre dalla forma piatta che si estendono intorno all'osso.

- Osteone
  Anche detto sistema di Havers, è costituito da un canale centrale (o canale di Havers) ed è circondato da lamelle ossee concentriche.
  Il canale di Havers si sviluppa parallelamente rispetto all'asse lungo dell'osso e contiene vasi sanguigni, nervi e tessuto connettivo lasso. Le lamelle concentriche, solitamente incluse tra 4 e 20, formano degli anelli intorno al canale centrale. Gli osteociti sono localizzati tra gli anelli lamellari nelle lacune. Le lacune comunicano tra loro attraverso e tra le lamelle, e con il canale centrale grazie a numerosi canalicoli.
  I canali di Havers sono rivestiti dall'endostio e comunicano tra loro, con la cavità midollare e con la superficie dell'osso grazie ai numerosi canali di Volkmann. Questi ultimi si sviluppano in senso perpendicolare rispetto all'asse lungo dell'osso. I vasi sanguigni del periostio o dell'endostio entrano nell'osso attraverso i canali di Volkmann.
  I canali di Havers ricevono i vasi sanguini dai canali di Volksmann. In questo modo le osteiti ricevono i nutrienti ed eliminano i prodotti di scarto attraverso il sistema di canali.

Ossa spugnose
Nelle ossa spugnose, anche dette ossa trabecolari, è facilmente osservabile una struttura aperta costituita da un intreccio di sottili placche ossee (trabecole) tra le quali sono presenti degli spazi contenenti il midollo osseo
Le ossa spugnose rappresentano un'evoluzione adattiva alle forze di compressione.
Le trabecole sono costituite da lamelle sovrapposte e non formano un sistema di Havers in quanto si nutrono attraverso i vasi sanguigni dei tessuti che le circondano. La loro superficie è dotata di uno strato di osteoblasti.

Focus clinico

Le trabecole sono orientate lungo la linea di sollecitazione all'interno di un osso. Se la direzione della sollecitazione portante viene leggermente modificata, ad esempio a causa di una frattura che guarisce in modo improprio, lo schema trabecolare si riallinea con nuove linee di sollecitazione. Per questo motivo i pazienti in età avanzata spesso lamentano dolore in corrispondenza del sito di una frattura.

Da un punto di vista *microscopico*, le ossa possono essere classificate in due categorie: ossa lamellari e ossa a fibre intrecciate.
Questa classificazione si basa sulla disposizione delle diverse componenti della matrice.

- Osso a fibre intrecciate: i fascicoli di collagene e i cristalli ossei all'interno di un osso intrecciato sono disposti casualmente formando una rete che ricorda la trama di un tessuto. Esempi di ossa di questo tipo sono osservabili nelle giovani ossa fetali e nelle callosità presenti nei siti di riparazione della frattura.

- Osso lamellare: nell'osso lamellare la matrice mineralizzata è disposta in strati sottili (lamelle). Le lamelle sono disposte in due diversi schemi:
  - In unità concentriche cilindriche (sistema di Havers) presenti nelle ossa compatte;
  - In ramificazioni e placche curve e anastomizzanti come quelle presenti nelle ossa spugnose.

Tutte le ossa presenti negli individui adulti sono di tipo lamellare.

4.2.3.3 Classificazione in base allo sviluppo

In base al processo di sviluppo (ossificazione) le ossa possono essere distinte in tre categorie:

- Ossa membranose
  Questa categoria include le ossa di rivestimento che si ossificano nella membrana attraverso l'ossificazione intramembranosa o mesenchimale.
  Ne sono un esempio le ossa facciali e della volta del cranio.

- Ossa cartilaginee

Questo gruppo rappresenta le ossa che si ossificano nella cartilagine attraverso l'ossificazione intracartilaginea o endocondrale. Si tratta di ossa derivanti da modelli cartilaginei preformati.
Ne sono un esempio le ossa degli arti, la gabbia toracica e la colonna vertebrale.

- Ossa membrano-cartilaginee
  In questa classificazione rientrano le ossa che si ossificano in parte nella membrana e in parte dentro alla cartilagine.
  Ne sono un esempio la clavicola, la mandibola, lo sfenoide, il fronte temporale e quello occipitale.

4.2.4 Struttura generale delle ossa lunghe

L'esaminazione ad occhio nudo delle sezioni trasversali e longitudinali di un osso lungo permette di individuare le seguenti parti:

- Fusto centrale
  Il fusto centrale rappresenta la parte dalla forma allungata compresa tra due estremità espanse. Questa parte dell'osso è costituita da uno spesso guscio esterno di osso compatto (corteccia) che racchiude la cavità midollare, fornendo così massima resistenza con materiale e peso ridotti. La cavità midollare è ricca di midollo osseo giallo (alla nascita è piena di midollo osseo rosso ed è coinvolta nell'emopoiesi attiva).

- Estremità
  Le estremità sono nodose ed espanse, costituite in gran parte da osso spugnoso ricoperto da un sottile guscio di osso compatto. Le estremità dell'osso lungo sono ricoperte da una cartilagine ialina articolare e partecipano alla formazione delle articolazioni.

4.2.4.1 Periostio e endostio

Le superfici esterne di tutte le ossa sono ricoperte da una spessa membrana fibrosa chiamata periostio, mentre le loro superfici interne sono rivestite da una sottile membrana fibrosa chiamata endostio. Sia il periostio che l'endostio contengono cellule

osteoprogenitrici, osteoblasti e osteoclasti essenziali per la formazione, il rimodellamento e la riparazione dell'osso.
Il periostio è una spessa membrana fibrosa che ricopre l'intera superficie dell'osso, ad eccezione delle aree ricoperte da cartilagine articolare. All'estremità articolare il periostio si unisce alla capsula articolare. Esso è composto da due strati: uno strato fibroso esterno denso e uno strato cellulare interno di natura osteogenica.
Il periostio è unito all'osso sottostante da fibre di collagene estrinseco, le fibre di Sharpey. Si tratta di fibre di collagene grossolane che si estendono verso l'interno per penetrare nella matrice ossea (tessuto osseo corticale esterno), fissando così il periostio all'osso.

Le funzioni del periostio sono le seguenti:

- Proteggere e mantenere la forma dell'osso;
- Nutrire la parte esterna della corteccia sottostante attraverso numerose arterie periostali;
- Fornire un punto di attacco per legamenti, tendini, muscoli e setti intermuscolari;
- Fornire capacità rigenerativa all'osso.

L'endostio è una membrana cellulare che riveste la cavità midollare del fusto osseo. Gli osteoblasti e le cellule osteoprogenitrici che si trovano all'interno dell'endostio svolgono un ruolo importante nel rimodellamento e nella riparazione dell'osso.
Il forame nutritizio è solitamente presente in prossimità della parte centrale del fusto per consentire l'ingresso dell'arteria nutritizia.

Focus clinico

Il periostio è importante nella riparazione delle fratture in quanto è dotato della capacità unica di formare nuovo osso.
Il periostio è molto sensibile al dolore, in particolare allo strappo e alla tensione. Pertanto perforare l'osso senza anestesia è molto doloroso. Per lo stesso motivo, quando durante l'iniezione intramuscolare l'ago penetra nel periostio, il paziente avverte un forte dolore.

4.2.4.2 Midolleo osseo

Il midollo osseo è un tessuto vascolare molle, lasso e costituito da una delicata rete di fibre reticolari e vari tipi di cellule. È la sede principale dell'emopoiesi ed è presente nella cavità midollare delle ossa lunghe e nelle cavità delle ossa spugnose.
Il midollo osseo può essere suddiviso in due categorie in base all'aspetto all'esame macroscopico.

- Midollo osseo rosso

- Midollo osseo giallo

Il midollo osseo rosso è vascolare e, come suggerisce il nome stesso, è caratterizzato dal colore rosso grazie alla presenza di globuli rossi. Esso è costituito da una rete di fibre sottili reticolari contenenti cellule ematiche, le quali mostrano tutti gli stadi di sviluppo: globuli rossi immaturi (nucleati), globuli rossi maturi (non nucleati), mieloblasti, mielociti, granulociti, megacariociti, ecc.
Alla nascita è presente in tutte le ossa del corpo ed è un importante sito di emopoiesi, con l'avanzare dell'età il midollo presente nella cavità midollare delle ossa lunghe viene gradualmente sostituito dal midollo giallo. Negli individui adulti il midollo rosso è osservabile nelle ossa spugnose quali sterno, ossa del cranio, cresta iliaca, vertebre, ecc.
Il midollo giallo è costituito principalmente da tessuto adiposo. Tuttavia in esso possono essere trovati pochi elementi emopoietici. In determinate condizioni, come emorragie gravi o ipossia, il midollo osseo giallo si riconverte in midollo osseo rosso.

Focus clinico

Aspirazione del midollo osseo: tale procedura viene spesso eseguita dai medici a scopo diagnostico. I siti comunemente usati per l'aspirazione del midollo osseo sono: sterno, spine iliache anteriori e posteriori delle ossa dell'anca, costole e estremità superiore della tibia.
Nell'adulto, le sedi più comuni di aspirazione del midollo osseo sono il manubrio dello sterno e i processi spinosi delle vertebre lombari. Nei bambini le sedi comuni di aspirazione del midollo osseo sono le creste iliache delle ossa dell'anca.

4.2.5 Struttura generale delle ossa giovani

Come approfondito nelle pagine precedenti un osso lungo può essere suddiviso in tre parti: le due estremità e una parte centrale contenente il midollo. Ciò nonostante, prima che l'ossificazione sia completa l'osso presenta una conformazione differente. In questa fase nell'osso possono essere distinte quattro parti:

- Epifisi
- Placche epifisarie
- Metafisi
- Diafisi

4.2.5.1 Epifisi

Le epifisi rappresentano le estremità delle ossa lunghe e possono essere classificate nel seguente modo:

- *Epifisi da pressione:* è di tipo articolare e partecipa alla trasmissione del peso. Esempi: testa del femore, estremità inferiore del radio, ecc.
- *Epifisi da trazione:* non è di tipo articolare e non partecipa alla trasmissione del peso. Questo tipo di epifisi fornisce l'attaccamento a uno o più tendini che esercitano una trazione sull'epifisi stessa.
  L'epifisi di trazione tende ad ossificarsi più tardi rispetto alle epifisi di pressione. Esempi: trocantere femorale e tubercoli dell'omero.
- *Epifisi atavica:* essa rappresenta un osso indipendente che nella specie umana si fonde con l'osso più vicino per ricevere il nutrimento. Esempi: processo coracoideo della scapola e tubercolo laterale dell'astragalo.
- *Epifisi aberrante:* non è sempre presente nell'organismo. Si tratta di un'epifisi che compare come insolita estremità di un osso lungo o corto. Esempi: epifisi del primo metacarpo e alla base delle altre ossa metacarpali.

4.2.5.2 Placca epifisaria

La placca epifisaria è costituita di cartilagine ialina ed ha il compito di separare l'epifisi dalla diafisi in un osso lungo durante la fase di crescita.
La proliferazione delle cellule all'interno di questa placca cartilaginea è responsabile della crescita longitudinale di un osso lungo. Infatti, dopo la fusione epifisaria, l'osso non può più crescere in lunghezza. La cartilagine di accrescimento viene nutrita dalle arterie metafisarie e epifisarie.

4.2.5.3 Metafisi

Le estremità epifisarie di una diafisi sono chiamate metafisi. Ogni metafisi rappresenta la zona di crescita più attiva nell'osso lungo. Prima della fusione dell'epifisi, la metafisi è abbondantemente irrorata di sangue attraverso le arterie terminali periostali e epifisarie.
Questa zona del corpo spesso rappresenta l'area di sviluppo dell'osteomielite nei bambini a causa dei batteri o degli emboli che possono facilmente restare intrappolati nei tornanti venosi causando infarto. Solamente dopo la fusione epifisaria vengono stabilite le comunicazioni vascolari tra l'arteria metafisaria e quella epifisaria. Questo processo fa sì che la metafisi non contenga più arterie terminali e non sia più soggetta osteomielite.

4.2.5.4 Diafisi

La diafisi rappresenta la parte allungata tipica del fusto di un osso lungo che si trova tra le metafisi. La diafisi si sviluppa dal centro di ossificazione primario.

4.3 Circolazione sanguigna nelle ossa

4.3.1 Circolazione sanguigna nelle ossa lunghe

L'afflusso di sangue di un osso lungo deriva dalle seguenti fonti:

- Arteria nutrizia
  Entra nel fusto osseo attraverso il foro nutrizio scorrendo in direzione obliqua attraverso la corteccia. Tale arteria si divide in rami ascendenti e discendenti all'interno della cavità midollare. Ogni ramo arterioso si divide in una serie di piccoli canali paralleli che terminano nella metafisi adulta per anastomosi con le arterie epifisarie, metafisarie e periostali. L'arteria nutrizia fornisce nutrimento alla cavità midollare, ai due terzi della corteccia interna e alla metafisi.

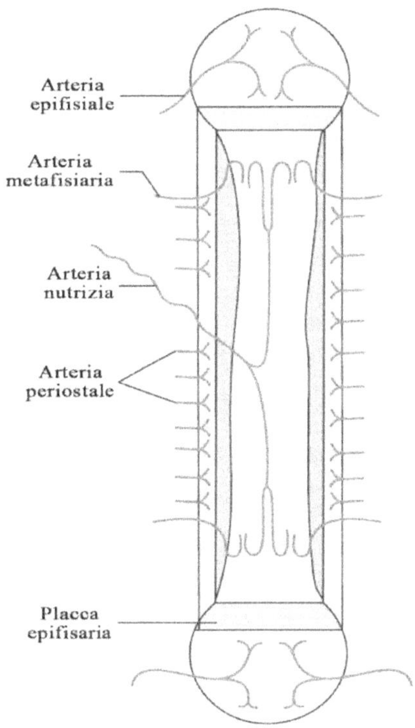

- Arteria periostale
  Questo tipo di arterie sono particolarmente numerose in corrispondenza della zona sottostante il muscolo e dei punti di attaccamento dei legamenti. Esse si ramificano sotto il periostio ed entrano nei canali di Volkmann per nutrire la parte esterna della corteccia.

- Arteria epifisiale

Si tratta di arterie derivati dalle arcate vascolari periarticolari che si trovano sulla superficie ossea non articolare. Sebbene in questa regione siano presenti numerosi fori nutrizi, sono pochi quelli che immettono le arterie epifisarie e metafisarie in quanto la maggior parte di essi rappresenta un'uscita venosa.

- Arteria metafisaria
  Tali arterie derivano dai vasi sistemici situati in prossimità. Esse raggiungano direttamente la metafisi e rinforzano i rami metafisari dell'arteria nutrizia primaria.

4.3.2 Circolazione sanguigna nelle ossa lunghe minori

Nelle ossa lunghe più piccole la circolazione sanguigna avviene in modo molto simile a quella presente nelle ossa lunghe tradizionali. Le uniche eccezioni sono le seguenti:

- L'arteria nutrizia accede dalla parte centrale del fusto osseo e si divide immediatamente per formare un plesso;
- I vasi periostali nutrono la maggior parte delle ossa negli individui adulti, sostituendo i vasi nutritizi.

4.3.3 Circolazione sanguigna nelle vertebre

Le vertebre ottengono il loro nutrimento da tre tipologie di vasi sanguigni. Nello specifico:

- Uno o più vasi larghi ma brevi accedono alla vertebra dalla sezione posteriore attraverso il forame basivertebrale;
- Una serie di piccoli vasi sanguigni perfora la superficie anterolaterale del tessuto;
- Una serie di lunghi vasi perfora la radice dei processi trasversi e nutre l'arco vertebrale, i processi trasversi e i processi spinosi.

4.3.4 Circolazione sanguigna nelle costole

L'apporto sanguigno alle costole viene fornito attraverso due tipologie di vasi sanguigni, ovvero:

- Attraverso l'arteria nutritizia, la quale accede in corrispondenza del tubercolo;

- Le arterie periostali.

In linea generale le vene sono numerose nelle ossa spugnose. Per esempio nelle vertebre esse si uniscono per formare grande vena basivertebrale. Nelle ossa compatte accompagnano le arterie nei canali di Volkmann.
Nel tessuto osseo non sono presenti linfonodi, tuttavia alcuni vasi linfatici seguono i vasi sanguigni periostali, drenando i liquidi nei linfonodi della regione.

4.4 Terminazioni nervose nelle ossa

I nervi accompagnano i vasi sanguigni. Si tratta perlopiù di terminazioni nervose simpatiche e vasomotrici. Alcune di esse sono di tipo sensoriale e sono collocate nelle estremità articolari e nel periostio delle ossa lunghe, nelle vertebre e nelle grandi ossa piatte.

4.5 Fratture ossee

Con il termine frattura si intende una rottura che si presenta lungo la continuità dell'osso e rappresenta il tipo più comune di lesione ossea. Le fratture si verificano principalmente a causa di traumi (fratture traumatiche), tuttavia possono verificarsi spontaneamente a causa di una malattia che provoca l'indebolimento dell'osso (fratture spontanee o patologiche).
Una frattura può essere distinta in semplice o composta.

- Frattura semplice o chiusa: l'osso fratturato non è esposto all'esterno attraverso la pelle.
- Frattura composta: l'osso fratturato è esposto all'esterno attraverso un'apertura nella pelle.

Quando un osso si frattura il trattamento prevede il riallineamento delle estremità rotte e quindi l'immobilizzazione fino a quando la frattura non sarà guarita.

4.5.1 Riparazione di un osso fratturato

Il processo di riparazione di un osso fratturato richiede i seguenti passaggi:

- Nel momento in cui l'osso si frattura, il sangue si raccoglie e coagula formando un ematoma da frattura all'interno e intorno al sito della frattura.
- Due o tre giorni dopo l'evento, nuovi capillari sanguigni e cellule non impegnate dal tessuto circostante invadono l'ematoma.
- Dopo una settimana alcune delle cellule non impegnate si differenziano in fibroblasti, le quali si attivano per produrre una rete tra le estremità fratturate. Le altre cellule si differenziano in condroblasti per la produzione di isole di fibrocartilagine nella rete fibrosa, formano così un callo fibrocartilagineo (callo temporaneo).
- Le cellule osteoprogenitrici nel periostio e nell'endostio nella zona circostante il sito della frattura proliferano e si differenziano nelle cellule che formano l'osso, ilosteoblasti, ed invadono il callo provvisorio deponendo tessuto osseo primario o osteoide. Quest'ultimo unisce le estremità dell'osso fratturato ed è chiamato callo osseo.
- Il tessuto osseo primario del callo viene gradualmente sostituito da un osso secondario (osso maturo).
- Infine avviene il rimodellamento, ripristinando così la struttura ossea originaria.

4.6 Cartilagine

La cartilagine è un tessuto connettivo specializzato che fornisce rigidità ed elasticità. Per tale ragione essa si trova nelle aree del corpo in cui sono richieste entrambe queste caratteristiche.
Il tessuto cartilagineo è costituito da condrociti incorporati in una matrice gelatinosa. Filogeneticamente il tessuto cartilagineo è più vecchio del tessuto osseo. Infatti la maggior parte delle ossa nella vita intrauterina sono preformate nella cartilagine. Le cartilagini che durante lo sviluppo vengono sostituite dalle ossa sono dette cartilagini temporanee, mentre quelle che persistono per tutta la vita sono dette cartilagini permanenti.

4.6.1 Funzioni della cartilagine

Le funzioni principali della cartilagine sono le seguenti:

- Fornire rigidità e sostegno ai tessuti molli;
- Fornire una superficie di scorrimento liscia per l'articolazione;
- Consentire lo sviluppo e la crescita delle ossa lunghe.

Sia l'osso che la cartilagine rappresentano due tessuti connettivi specializzati, la differenza fondamentale è dovuta al fatto che la matrice ossea è mineralizzata mentre quella cartilaginea non è mineralizzata.

4.6.2 Struttura della cartilagine

La cartilagine presenta tutte le caratteristiche strutturali comuni del tessuto connettivo, le quali includono:

- Cellule
- Fibre
- Sostanza fondamentale

4.6.2.1 Cellule

Le cellule della cartilagine sono delle seguenti tre tipologie:

- Cellule condrogeniche: si trovano nel pericondrio, dove subiscono la mitosi e si differenziano in condroblasti.
- Condroblasti: giovani cellule della cartilagine che occupano piccoli spazi (lacune) e possono andare incontro a mitosi.
- Condrociti: cellule cartilaginee mature che risiedono nelle lacune. Formano cellule isogene circondate da matrice.

4.6.2.2 Fibre

Le fibre presenti nella cartilagine possono essere differenziate in due gruppi:

- Fibre di collagene di tipo I nella fibrocartilagine;
- Fibre di collagene di tipo II nelle cartilagini ialine ed elastiche.

4.6.2.3 Sostanza fondamentale

La sostanza fondamentale è composta da:

- Proteoglicani, in particolare condroitina solfato e cheratan solfato;
- Glicoproteine, ovvero condronectina e condrocalcina (una proteina legante il calcio);
- Acqua (fluido tissutale), la quale contribuisce all'idratazione del 75% della sostanza di base (alto grado di idratazione).

Nella sostanza fondamentale della cartilagine non è presente alcun componente minerale poiché si tratta di tessuto non mineralizzato.

4.6.3 Caratteristiche della cartilagine

Tra le caratteristiche principali della cartilagine è bene evidenziare:

- La cartilagine non presenta vasi sanguigni o linfatici. La nutrizione delle cellule che compongono il tessuto viene effettuata attraverso la matrice che la compone.
- La cartilagine non è dotata di terminazioni nervose ed è quindi priva di sensibilità.
- La cartilagine è circondata da una membrana fibrosa chiamata pericondrio, la quale è piuttosto simile al periostio sia per la sua struttura che per la sua funzione. Poiché la cartilagine articolare non è dotata di pericondrio, la rigenerazione a seguito di una lesione è inadeguata.
- In caso di calcificazione della cartilagine, i condrociti muoiono e la cartilagine viene sostituta da tessuto osseo.

Ossa	Cartilagine
Le ossa sono dure	La cartilagine è densa
La matrice è composta di materiale non flessibile chiamato osseina	Il tessuto è estremamente flessibile grazie alla condroitina

Ossa	Cartilagine
Nella matrice sono presenti sali di calcio	Non sono presenti sali di calcio
Abbondante presenza di terminazioni nervose e vasi sanguigni	Nessuna presenza di terminazioni nervose e vasi sanguigni
Presenza di midollo osseo	Non è presente alcun midollo osseo
La crescita avviene solamente attraverso apposizione sulla superficie e le estremità	La crescita può essere con apposizione o interstiziale, ovvero dall'interno

4.6.3.1 Tipologie di cartilagine

Esistono tre tipologie di cartilagine:

- Cartilagine ialina
- Cartilagine fibrosa
- Cartilagine elastica

Nella tabella di seguito sono evidenziate le caratteristiche di ciascuna categoria.

	Cartilagine ialina	Cartilagine fibrosa	Cartilagine elastica
Locazione	Presente nella cartilagine articolare di ossa lunghe, sterno, costole, naso e laringea	Presente nel disco intervertebrale della sinfisi pubica, articolazioni temporo-mandibolari, articolazione sterno-clavicolare	Presente nel padiglione auricolare, meato uditivo esterno, trombe di Eustachio, epiglottide, processo vocale dell'aritenoide

	Cartilagine ialina	Cartilagine fibrosa	Cartilagine elastica
Colore	Bianco-bluastro	Bianco scintillante	Giallastro
Apparenza	Luminoso o traslucente	Opaco	Opaco
Fibre	Molto sottili, con indici di rifrazione quali le matrici	Numerose fibre bianche	Numerose fibre gialle
Elasticità	Flessibile	Più forte e resistente	Più flessibile

Informazioni chiave

Numero totale di ossa del corpo umano	206
Osso più grande del corpo umano	Femore
Osso più piccolo del corpo umano	Stape
Osso lungo più lungo del corpo umano	Femore
Osso lungo più piccolo del corpo umano	Martello
Osso piatto più grande del corpo umano	Bacino
Osso sesamoide più grande del corpo umano	Patella
Area dell'osso lungo in cui la crescita è più attiva	Metafisi
Maggiore area vascolare di un osso lungo	Metafisi
Sito in cui l'osteomielite è più frequente	Metafisi
Anomalia congenita più comune dovuta ad un difetto nell'ossificazione endocondrale	Acondroplasia
Anomalia congenita più comune dovuta ad un difetto nell'ossificazione membranosa cleidocranica	Disostosi
Cartilagine più abbondante nel corpo umano	Cartilagine ialina
Cartilagine più resistente nel corpo umano	Fibrocartilagine

Capitolo 5
Articolazioni

5.1 Classificazione delle articolazioni

Nel linguaggio comune il termine articolazione indica un punto in cui due cose sono unite insieme. Nel linguaggio anatomico un'articolazione indica una giunzione tra due o più ossa.

Nelle ossa lunghe le articolazioni sono presenti nelle estremità, nelle ossa piatte lungo i margini e nelle ossa corte o irregolari in corrispondenza della superficie.

Le articolazioni sono classificate in base alla loro struttura e alla loro funzione.

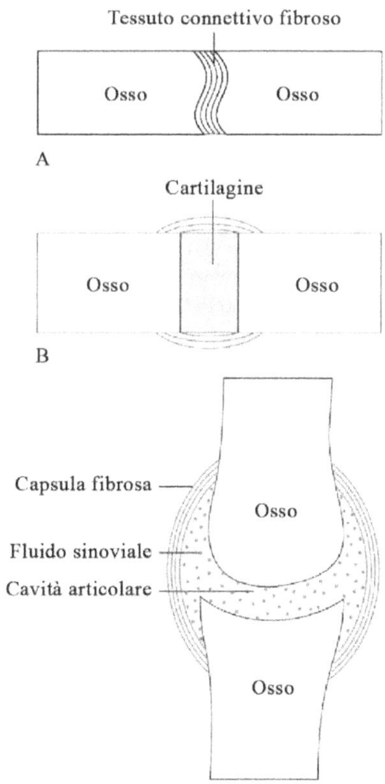

5.1.1 Classificazione funzionale

La classificazione funzionale distingue le articolazioni in base al loro grado di mobilità. Nello specifico:

- Sinartrosi
- Anfiartrosi
- Diartrosi

5.1.1.1 Sinartrosi (immobili)

Le sinartrosi sono articolazioni fisse in cui non vi è movimento. La superficie articolare è unita da un tessuto fibroso duro. Spesso le estremità ossee sono incastrate una con l'altra, ne sono un esempio le suture del cranio.

5.1.1.2 Anfiartrosi (leggermente mobili)

Le anfiartrosi sono articolazioni in cui è possibile effettuare un leggero movimento. Esse sono formate da un cuscinetto di cartilagine che si trova tra le superfici ossee ed è accompagnato da legamenti fibrosi necessari affinché ossa e cartilagine possano mantenere la loro posizione.
La cartilagine presente in questi punti di giunzione ha anche la funzione di ammortizzatore. Ne sono un esempio i dischi invertebrati posizionati tra le vertebre e in cui la cartilagine è rafforzata da un'abbondante presenza di fibre di collagene.

5.1.1.3 Diartrosi (completamente mobili)

Le diartrosi rappresentano le articolazioni dotate di piena mobilità. Tuttavia in alcune di esse la capacità di movimento è limitata dalla forma delle superfici articolari e dai legamenti che uniscono le ossa. Tali legamenti sono costituiti da tessuto connettivo elastico.
Questa categoria di articolazioni tra le superfici articolari presenta una cavità piena di liquido e ricoperta di cartilagine. Il fluido, noto come liquido sinoviale, viene prodotto dalla membrana sinoviale che riveste la capsula articolare e le superfici articolari ossee. Tale fluido ha una funzione lubrificante dei capi articolari, di dissipazione del calore e di nutrizione del tessuto cartilagineo.

Il tipo di movimento che avviene in ogni articolazione è direttamente connesso alla forma articolare. In particolare, i movimenti possibili nelle diartrosi sono i seguenti:

- *Angolari*
  Flessione: riduzione dell'angolo tra due ossa,
- Estensione: aumento dell'angolo tra due ossa,
- Abduzione: allontanamento della regione dalla linea mediana,
- Adduzione: avvicinamento della regione alla linea mediana.
- *Rotatori*
  Rotazione: rotazione su un asse,
- Circonduzione: spostamento di un'estremità seguendo una traiettoria che permetta di disegnare un cerchio.

- *Scorrimento*
  Scorrimento: scivolamento di una parte su un'altra.

5.1.2 Classificazione strutturale

La classificazione strutturale si fonda sulla tipologia di tessuto connettivo e la presenza o assenza della cavità articolare. Si tratta della classificazione più comunemente utilizzata in ambito clinico.
Nello specifico, le articolazioni possono essere suddivise in:

- Articolazioni fibrose
- Articolazioni cartilaginee
- Articolazioni sinoviali

5.1.2.1 Articolazioni fibrose

Nelle articolazioni fibrose le ossa sono unite attraverso tessuto fibroso. Tali articolazioni sono immobili o consentono un grado di movimento piuttosto ridotto. Esse possono essere di tre tipi:

- *Suture*
  Questa tipologia di articolazione è completamente immobile ed è peculiare del cranio. In base ai margini dei capi articolari, le suture possono essere suddivise in:

- *suture armoniche:* quando i margini sono regolari e piuttosto lisci,
- *suture dentate:* nel caso in cui i margini abbiano una struttura dentellata,
- *suture squamose o a becco di flauto:* quando i margini sono tagliati di sbieco,
- *suture a incastro o schiudilesi:* nel caso in cui i margini siano incastrati l'uno con l'altro.

Il cranio dei neonati presenta una fontanella di natura temporanea. Si tratta di sei punti specifici situati in corrispondenza delle suture nel cranio del neonato e in cui sono presenti delle lacune colme di membrana e che, appunto, prendono il nome di fontanelle. Tali lacune sono essenziali per consentire al cervello di aumentare le sue dimensioni liberamente. L'ossificazione di tali aperture avviene entro 18 mesi dalla nascita.

- *Sindesmosi*
  Questa tipologia di articolazioni non sono dotate né della cavità articolare né della cartilagine di rivestimento. In questi casi le ossa sono collegate attraverso membrane o legamenti interossei.
  Nelle sindesmosi sono permessi piccoli movimenti quali rotazione, pronazione o supinazione. Ne è un esempio l'articolazione interessa radio-ulnare.

- *Gonfosi*
  Questa tipologia di articolazione viene chiamata anche articolazione dento-alveolare, cavazione o incuneazione. Essa indica una superficie conica in grado di impiantarsi all'interno di una cavità ossea. Ne è un esempio l'articolazione dentale, in cui la radice è inserita nella cavazione attraverso il legamento periodentale.

- Articolazioni cartilaginee
  Nelle articolazioni cartilaginee le ossa sono collegate tra loro attraverso tessuto cartilagineo ialino o fibrocartilagine. In questo tipo di articolazioni non è presente alcuna cavità articolare e possono esse suddivise in due gruppi:

  - *Articolazioni cartilaginee primarie o sincondrosi*
    In questo gruppo di articolazioni le estremità ossee sono unite attraverso una lamella di cartilagine ialina in grado di fornire resistenza e immobilità all'articolazione. Si tratta di articolazioni di natura temporanea in quanto con l'avanzare dell'età le lamelle cartilaginee vengono sostituite dall'osso attraverso il processo di sinostosi.
    Esempi di questo tipo di articolazioni sono le articolazioni situate tra epifisi e diafisi in un osso lungo durante la fase di crescita, l'articolazione sfeno-

occipitale, la prima articolazione condrosternale e le articolazioni costocondrali.

- *Articolazioni cartilaginee secondarie o sinfisi*
  Nelle articolazioni cartilaginee secondarie la superficie articolare è ricoperta da uno strato sottile di cartilagine ialina e unita attraverso un disco di fibro-cartilagine.
  Si tratta di articolazioni permanenti il cui compito è quello di resistere per tutta la vita di un individuo.
  Tipicamente questo gruppo di articolazioni sono presenti in corrispondenza della linea mediana dell'organismo e consentono una ristretta capacità di movimento a causa del cuscinetto comprimile contenuto nella fibrocartilagine, ne sono un esempio le articolazioni manubrio-sternali o la sinfisi pubica. In linea generale, lo spessore della fibrocartilagine è direttamente proporzionato alla capacità di movimento. In alcuni casi, le articolazioni cartilaginee secondarie rappresentano lo stadio intermedio dell'evoluzione delle articolazioni sinoviali. Di questo ne sono un esempio l'articolazione manubrio-sternale o le articolazioni intervertebrali presenti tra le vertebre

- Articolazioni sinoviali o diartrosi
  Questa tipologia di articolazioni rappresenta il gruppo più evoluto e, conseguentemente, più mobile presente nell'organismo. Poiché si tratta delle articolazioni più diffuse nel corpo umano, le approfondiremo più nel dettaglio nel paragrafo successivo.

Focus clinico
Parodontite: i gonfosi hanno una rilevanza clinica in odontoiatria in quanto i denti si allentano e possono cadere a seguito di infiammazione e degenerazione del legamento parodontale.

5.2 Articolazioni sinoviali

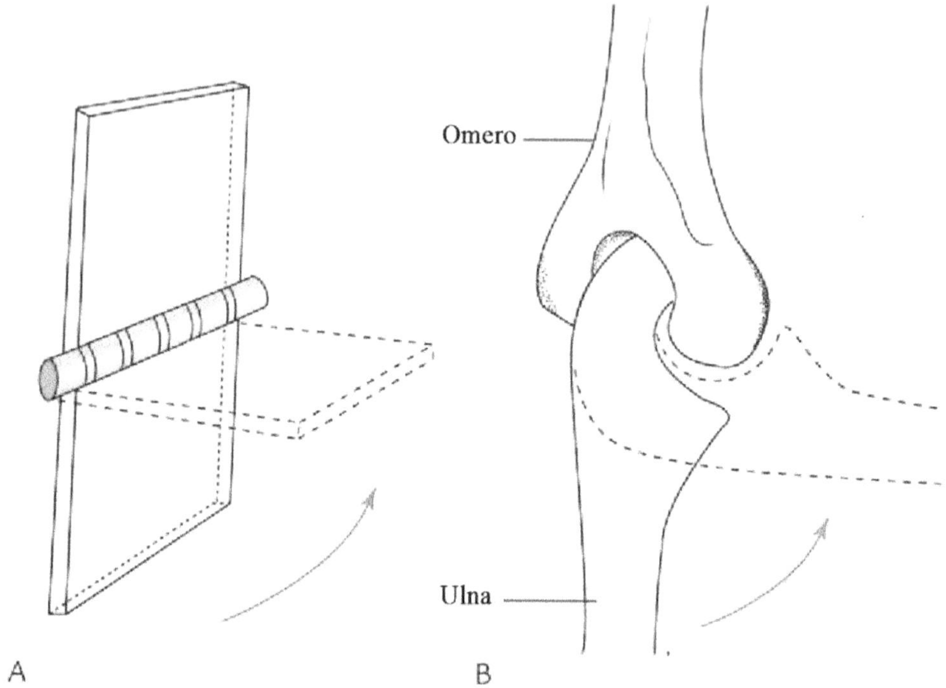

Queste articolazioni sono dotate di cavità articolare e le estremità articolari delle ossa che formano l'articolazione sono racchiuse in una capsula fibrosa. Ne consegue che le articolazioni sinoviali sono separate da una cavità stretta denominata cavità articolare, la quale è colma di un liquido chiamato liquido sinoviale.
Le articolazioni sinoviali sono le articolazioni più evolute e mobili del corpo, esse sono spesso definite articolazioni diartrodiali.
Le caratteristiche delle articolazioni sinoviali possono essere sintetizzate nei seguenti punti:

- Le superfici articolari sono ricoperte da una sottile lamina di cartilagine ialina;
- La cavità articolare è avvolta da una capsula articolare, la quale consiste in una capsula fibrosa esterna e una membrana sinoviale interna;
- La cavità dell'articolazione è rivestita dalla membrana sinoviale, ad eccezione della zona che si trova in corrispondenza delle cartilagini articolari;

- La cavità è riempita dal liquido sinoviale secreto dalla membrana sinoviale, esso fornisce lubrificazione alle superfici articolari e nutrimento alle cartilagini articolari.
- Talvolta la cavità articolare può essere separata in modo incompleto o completo dal disco/menisco articolare;
- All'interno della cavità articolare possono essere presenti delle strutture aggiuntive quali cuscinetti adiposi.

5.2.1 Componenti delle articolazioni sinoviali

Le articolazioni sinoviali sono composte dai seguenti elementi:

5.2.1.1 Capsula fibrosa

Essa riveste completamente l'articolazione e racchiude la cavità sinoviale. La capsula è connessa alle ossa grazie a del tessuto continuo, formando così l'articolazione in prossimità delle cartilagini articolari.
La capsula fibrosa è costituita da fasci longitudinali e intrecciati di fibre bianche di tessuto connettivo e nella parte interna è rivestita dalla membrana sinoviale. La capsula fibrosa, insieme alla membrana sinoviale, forma la capsula articolare.

Le funzioni della capsula fibrosa sono le seguenti:

- La capsula fibrosa stabilizza l'articolazione in modo tale da consentire i movimenti resistendo alla dislocazione;
- Numerose terminazioni nervose sensoriali si ramificano lungo la capsula. La stimolazione di queste terminazioni nervose produce la contrazione riflessa dei muscoli, i quali agiscono sull'articolazione in modo tale che l'articolazione si trovi in una posizione di massimo comfort per proteggere l'articolazione;

5.2.1.2 Legamenti

Si tratta di bande di fibre di collagene ispessite. Possono essere osservate due tipologie di legamenti: legamenti veri e legamenti accessori.
I legamenti veri sono rappresentati dagli ispessimenti locali dei fasci di fibre parallele presenti nel legamento capsulare. Non essendo quindi separati dal legamento capsulare,

essi sono anche detti legamenti intrinseci. Ne sono un esempio i legamenti laterali dell'articolazione del ginocchio.
I legamenti accessori, al contrario, sono separati dalla capsula fibrosa e possono quindi essere extracapsulari o intracapsulari. Un esempio di legamento accessorio è dato dal legamento sfeno-mandibolare. i legamenti crociati anteriori e posteriori dell'articolazione del ginocchio sono esempi di legamenti accessori intracapsulari.
I legamenti veri consentono i movimenti in un piano, prevenendo movimenti indesiderati su altri piani. Inoltre stabilizzano l'articolazione. I legamenti accessori forniscono un ulteriore rinforzo all'articolazione e limitano la gamma di movimenti.

5.2.1.3 Membrana sinoviale

La membrana sinoviale è una sottile membrana di tessuto connettivo altamente vascolarizzata e che riveste l'interno della capsula fibrosa. Le cartilagini articolari non sono coperte dalla membrana sinoviale.
Tra le principali funzioni della membrana sinoviale è utile sottolineare le seguenti:

- La membrana sinoviale produce liquido sinoviale in quantità sufficiente affinché le superfici siano adeguatamente lubrificate;
- Il liquido sinoviale è un dializzato del plasma sanguigno unito ad acido ialuronico. La viscosità e le proprietà lubrificanti del liquido sinoviale sono estremamente elevate.

5.2.1.4 Cartilagine articolare

La cartilagine articolare, nonostante poche eccezioni, è costituita da cartilagine ialina. Essa è formata da aggregati di acido proteoglicano-ialuronico. L'acido ialuronico trattiene l'acqua che resiste alla compressione. La superficie articolare cartilaginea ha un basso coefficiente di attrito.
Le cartilagini articolari di tutte le articolazioni sinoviali sono costituite da sottili placche di cartilagine ialina ad eccezione di quelle delle articolazioni temporo-mandibolari, sterno-clavicolari e acromio-clavicolari, le quali sono formate da sottili placche di fibrocartilagine. Esse sono definite articolazioni sinoviali atipiche.
La funzione principale della cartilagine articolare consiste nel fornire movimenti fluidi privi di attrito e resistere alle forze di compressione.

5.2.1.5 Disco articolare o menisco

I dischi articolari sono cuscinetti di fibrocartilagine interposti tra le superfici articolari di alcune articolazioni come, ad esempio, quelle temporo-mandibolare, sterno-clavicolare, acromio-clavicolare, radio-ulnare e del ginocchio.
Le funzioni principali dei dischi articolari sono le seguenti:

- Supportare la lubrificazione di un'articolazione mantenendo un intervallo tra le superfici articolari;
- Separare completamente l'articolazione in due scomparti;
- Agire come un legamento per modificare alcuni movimenti articolari;
- Prevenire l'usura delle cartilagini articolari fornendo un effetto ammortizzante.

5.2.1.6 Borsa articolare

Si tratta di sacche di tessuto connettivo dall'aspetto simile a quello di borse; esse sono piene di liquido sinoviale e si trovano in prossimità di alcune articolazioni sinoviali. Sono comunemente osservabili tra tendine e osso, tra muscolo e osso, tra pelle e osso e tra tendine e pelle.
La borsa articolare permette di ridurre l'attrito nei movimenti in cui una struttura si sposta su un'altra.
La guaina del tendine sinoviale è una borsa modificata che circonda e lubrifica i tendini di alcuni muscoli, in particolare quelli che attraversano le articolazioni del polso e della caviglia.
Tra le funzioni principali è bene sottolineare le seguenti:

- Attutire il movimento di alcuni muscoli;
- Facilitare il movimento di tendini o muscoli su superfici ossee o legamentose.

5.2.1.7 Cuscinetti adiposi

Si tratta di cuscinetti di grasso posti tra la membrana sinoviale e la capsula fibrosa o tra la membrana sinoviale e l'osso. Ne sono un esempio il grasso acetabolare presente nell'articolazione dell'anca o il cuscinetto adiposo infrapatellare dell'articolazione del ginocchio. Poiché il grasso è molto flessibile, i cuscinetti possono adattarsi alle mutevoli condizioni dell'articolazione durante i diversi movimenti.

Focus clinico

Osteoartrite: in condizioni normali le superfici articolari delle ossa delle articolazioni sinoviali non entrano in contatto tra loro, poiché le superfici articolari ossee sono ricoperte da cartilagini articolari e il liquido sinoviale all'interno delle articolazioni fornisce lubrificazione.
Quando le cartilagini articolari risultano danneggiate a causa di traumi o malattie o quando il liquido sinoviale è ridotto, le ossa articolari entrano in contatto tra loro e vanno incontro ad attrito. Questo comporta un processo di degenerazione delle ossa in cui avviene una riparazione ossea anormale e le superfici articolari assumono una forma irregolare, causando l'osteoartrite. Tale condizione clinica colpisce le articolazioni portanti di grandi dimensioni quali le articolazioni dell'anca e del ginocchio.

Formazione di osteofiti: la zona dell'osso in prossimità della cartilagine articolare, della membrana sinoviale e del periostio è altamente vascolarizzata. Di conseguenza, tale zona è dotata di grande potere proliferativo e può divenire luogo di formazione di osteofiti (formazioni pseudo-ossee) e causare anomalie nei margini articolari.

Artrite reumatoide: si tratta di una malattia autoimmune infiammatoria cronica progressiva che coinvolge la membrana sinoviale. Tale condizione causa ipertrofia e iperplasia delle cellule sinoviali e fibrinose e versamenti infiammatori all'interno dell'articolazione. In caso di avanzamento della malattia, si avrà erosione della cartilagine articolare e crescita di tessuto di granulazione, il quale separerà le ossa e modificherà la forma dell'articolazione. L'artrite reumatoide colpisce comunemente le piccole articolazioni delle mani e dei piedi.

Artroplastica: essa indica una riparazione chirurgica o una sostituzione delle articolazioni. I recenti progressi nella riparazione dei tessuti molli comportano l'uso di legamenti artificiali costituiti da fibre di carbonio rivestite di plastica.

5.2.2 Classificazione delle ossa sinoviali

In base alla capacità di movimento e alla forma, le articolazioni sinoviali possono essere distinte in sei categorie:

- *Articolazioni piane*
  Questo gruppo racchiude le diartrosi caratterizzate da una superficie articolare piuttosto piatta che permette di effettuare movimenti di scorrimento in varie direzioni. Ne sono un esempio le articolazioni intercarpali, intertarsali o acromioclavicolare.

- *Articolazioni a cerniera (ginglimi)*

In tale categoria rientrano le superfici articolari caratterizzate da una forma cilindrica in cui il movimento avviene all'interno di una superficie articolare cava.
Le articolazioni a cerniera permettono movimenti di estensione o di flessione su un piano.
Ne sono un esempio le articolazioni del gomito, della caviglia o interfalangee.

- *Articolazioni a perno*
  Le articolazioni a perno includono tutte le superfici articolari in cui è presente un perno osseo centrale inserito in una superficie articolare concava. Questa tipologia di articolazione permette un movimento rotatorio.
  Ne sono un esempio le articolazioni radio-ulnari prossimali e distali.

- *Articolazioni ellissoidali*
  In questo gruppo di articolazioni rientrano tutte le diartrosi in cui una superficie articolare di forma ovale è inserita all'interno di una superficie articolare cava in cui avviene il movimento.
  Questa tipologia di articolazioni permettono movimenti quali l'estensione, la flessione, l'abduzione e l'adduzione.
  Ne sono un esempio le articolazioni radio-carpali e metacarpo-falangee.

- *Articolazioni a sella*
  Tali diartrosi includono tutte le articolazioni in cui le superfici articolari coinvolte sono entrambe caratterizzate da una forma concava al centro e due forme convesse nella parte laterale.
  Le articolazioni a sella permettono movimenti quali l'estensione, la flessione, l'abduzione e l'adduzione ma con un range di movimento maggiore rispetto alle articolazioni ellissoidali.
  Ne sono un esempio le articolazioni carpo-metacarpali del pollice e sterno-clavicolari.

- *Articolazioni a sfera (enartrosi)*
  Tra le articolazioni a sfera rientrano tutte le diartrosi in cui una superficie articolare sferica è situata all'interno di una superficie articolare sferica ma cava. Tali diartrosi permettono ampi movimenti di flessione, estensione, adduzione, abduzione e rotazione.
  Ne sono un esempio le articolazioni gleni-omerali.

5.2.3 Stabilità delle articolazioni sinoviali

I fattori fondamentali affinché venga mantenuto la stabilità all'interno di una articolazione sono riportati di seguito in ordine di importanza.

- Muscoli
  I diversi gruppi muscolari che agiscono sull'articolazione rappresentano il fattore più importante e indispensabile per il corretto mantenimento della stabilità articolare. Senza la presenza di muscoli, il ginocchio o la spalla sarebbero instabili, così come l'arco plantare crollerebbe.

- Legamenti
  I legamenti ricoprono un ruolo fondamentale nella prevenzione di movimenti eccessivi e pericolosi per la stabilità articolare, oltre ad evitare improvvise sollecitazioni accidentali. Tuttavia è bene sottolineare che i legamenti non offrono alcuno supporto contro lo sforzo continuo in quanto, una volta allungati, tendono a mantenere la posizione raggiunta. A questo proposito i legamenti elastici, come i legamenti delle articolazioni degli ossicini uditivi, sono superiori ai più comuni legamenti fibrosi di colore bianco.

- Ossa
  L'apparato scheletrico rappresenta un altro elemento essenziale nel mantenimento della stabilità nelle articolazioni più ferme quali l'anca e la caviglia. Diversamente nella maggior parte delle articolazioni quali spalla, ginocchio, sacroiliaco, ecc. il loro ruolo è trascurabile.

5.2.4 Circolazione sanguigna nelle articolazioni sinoviali

Le articolazioni sono nutrite dalla rete periarticolare di arterie che raggiunge la prossimità delle articolazioni. I vasi sanguigni in questa regione nutrono la capsula, la membrana sinoviale e l'epifisi.

La cartilagine articolare, pur rappresentando un tessuto vivo, non presenta alcuna vascolarizzazione al suo interno.

La capsula fibrosa e i legamenti presentano uno scarso apporto sanguigno. Al contrario, la membrana sinoviale è abbondantemente irrorata di sangue grazie al ricco plesso vascolare che la raggiunge.

5.2.5 Terminazioni nervose nelle articolazioni sinoviali

La capsula e i legamenti sono caratterizzati da un ricco apporto nervoso che li rende estremamente sensibili al dolore. Al contrario, la membrana sinoviale presenta uno scarso apporto nervoso ed è per questa ragione relativamente insensibile al dolore. La cartilagine articolare, non presentando alcuna terminazione nervosa, è totalmente insensibile.

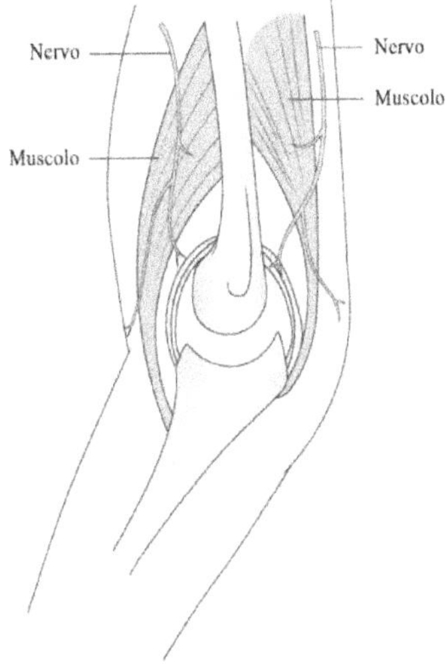

I nervi articolari contengono fibre sensoriali e autonome. Alcune delle fibre sensoriali sono di natura propriocettiva, sono cioè sensibili alla posizione e al movimento. Il loro compito principale è quello di controllare i riflessi legati alla postura e alla locomozione. Le articolazioni sinoviali presentano, inoltre, altre fibre sensoriali sensibili al dolore.
Le fibre autonome sono vasomotorie o vasosensoriali. Ciò aiuta a spiegare perché il dolore articolare è spesso diffuso e può essere associato a nausea, vomito, rallentamento del battito cardiaco e calo della pressione sanguigna.
Il dolore generato in questa regione provoca una contrazione riflessa dei muscoli, i quali mantengono l'articolazione in una posizione in grado di provocare il minor fastidio possibile.
I principi della distribuzione nervosa all'interno delle articolazioni furono descritti per la prima volta da Hilton (1891). La legge di Hilton afferma infatti che un nervo articolare ha la capacità di innervare, oltre all'articolazione stessa, anche i muscoli connessi a tale articolazione e la pelle che ricopre l'inserzione articolare dei muscoli.

Focus clinico

Se l'articolazione è eccessivamente tesa o colpita da una malattia o di una lesione, l'irritazione dei nervi che irrorano l'articolazione provoca la contrazione dei muscoli che agiscono sull'articolazione. In questo processo l'articolazione si troverà in una posizione di massimo comfort per proteggere l'articolazione stessa. Il dolore articolare solitamente è riferito alla pelle sovrastante l'articolazione.

Informazioni chiave

Articolazione più grand e complessa del corpo umano	Articolazione del ginocchio
Tipologia di articolazione più comune nel corpo umano	Articolazione sinoviale
Tutte le cartilagini articolari delle articolazioni sinoviali sono fatte di cartilagine ialina, eccetto:	Articolazione temporo-mandibolare, sterno-clavicolare-acromio-clavicolare le quali sono costituite di fibrocartilagine
Articolazione con maggiore mobilità	Articolazione della spalla
Articolazione più soggetta a dislocazione	Articolazione della spalla
Articolazione più soggetta a distorsione	Articolazione della caviglia
Articolazione più soggetta ad osteoartrite	Articolazione del ginocchio
Articolazione più soggetta a dislocazione congenita	Articolazione dell'anca
Condizione clinica più comune nelle articolazioni	Osteoartrite
Fattori più importanti per la stabilità delle articolazioni	Muscoli prossimi

Capitolo 6
Colonna vertebrale

Introduzione

La colonna vertebrale è costituita da vertebre e dischi intervertebrali. Le vertebre contribuiscono per tre quarti alla lunghezza totale della colonna, mentre i dischi intervertebrali contribuiscono per un quarto. La lunghezza della colonna vertebrale corrisponde a circa due quinti dell'altezza totale del corpo.
La colonna vertebrale ha il duplice scopo di proteggere il midollo spinale e di sostenere il tronco e di trasmettere il peso corporeo al bacino e agli arti inferiori. La flessibilità e la mobilità sono dovute alla sua struttura unica, composta da una serie di segmenti individuali e mobili, posti uno sopra l'altro e separati da cuscinetti di tessuto molle: i dischi intervertebrali.
Le lesioni alla colonna vertebrale dovute a incidenti stradali e alle sue modificazioni degenerative dovute ad abitudini sedentarie affliggono sempre più individui, pertanto una conoscenza dettagliata della colonna vertebrale è essenziale per tutti i professionisti del settore medico.

Le funzioni della colonna vertebrale possono essere riassunte come di seguito:

- Formazione dell’asse del tronco;
- Sostegno del tronco e trasmissione del peso corporeo al bacino e agli arti inferiori;
- Ammortizzatore attraverso i dischi intervertebrali, i quali agiscono in tal senso durante la corsa e il salto;
- Supporto del cranio;
- Protezione del midollo spinale e del passaggio dei nervi spinali.
- Superficie per l'attacco muscolare;
- Superficie di attaccamento per costole, spalle e cinture pelviche.

6.1 Vertebre

La colonna vertebrale è composta da 33 vertebre: 7 cervicali, 12 toraciche, 5 lombari, 5 sacrali e 4 coccigee. Le 24 vertebre presacrali mobili comprendono 7 cervicali, 12 toraciche e 5 lombari.
Nei soggetti adulti le 5 vertebre sacrali immediatamente sotto la lombare sono fuse e formano l'osso sacro. Le 4 vertebre coccigee inferiori, con l'avanzare dell'età di un soggetto, si fondono per formare il coccige. Ne consegue che il numero di vertebre mobili separate nella colonna vertebrale è ridotto a 24.

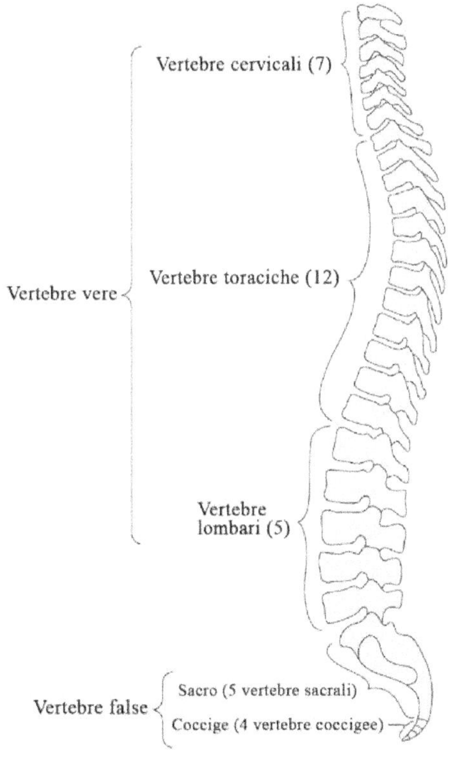

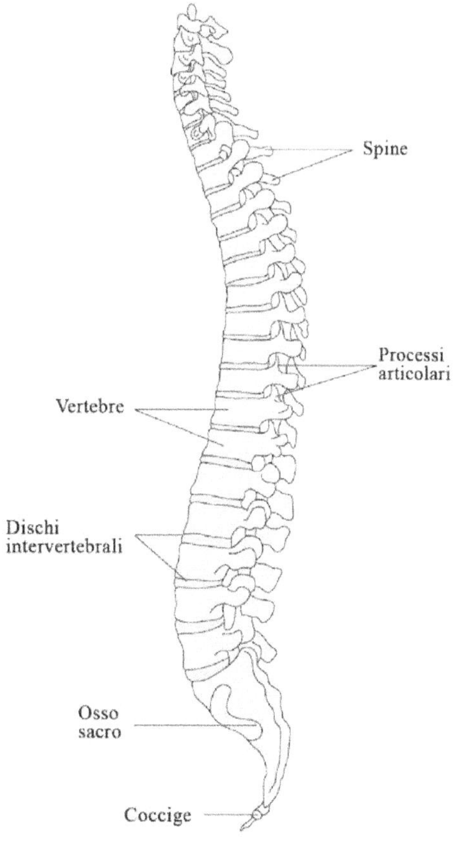

Vertebre vere e false

Le vertebre presenti nelle regioni cervicale, toracica e lombare sono separate e mobili; per questa ragione sono definite vere vertebre. Nelle regioni sacrale e coccigea le vertebre sono fuse e vengono quindi denominate false vertebre.

Le vertebre in ciascuna regione non solo hanno caratteristiche tipiche di quella regione, ma ciascuna vertebra presenta anche peculiarità distintive proprie. Tuttavia, poiché ogni vertebra è costruita sullo stesso piano generale, esse condividono molte caratteristiche simili. Le peculiarità di una vertebra sono più facilmente osservabili nella regione medio-toracica.

6.1.1 Caratteristiche di una vertebra

La descrizione che segue analizza la tipica vertebra toracica presente regione medio-toracica. Nello specifico, ogni vertebra è composta dalle seguenti parti

- Corpo, ovvero la parte portante;
- Arco vertebrale, il quale protegge il midollo spinale;
- Processo spinoso, il cui compito consiste nell'offrire leva;
- Processi trasversi a destra e sinistra, i quali fungono da leve;
- Processi articolari (due superiori e due inferiori), per limitare i movimenti.

6.1.1.1 Corpo

Il corpo della vertebra è situato anteriormente; esso offre forza e supporta nel sostenere il peso corporeo. È costituito principalmente da osso spugnoso ricoperto da un guscio esterno di osso compatto. L'osso spugnoso contiene il midollo osseo rosso. Il corpo vertebrale è separato dai corpi delle vertebre vicine attraverso un disco intervertebrale.
La dimensione del corpo varia in relazione alla regione in cui si trova: è più piccolo nella regione cervicale, mentre diventa più grande e più lungo verso la regione lombare.
Nella regione cervicale le superfici superiori dei corpi vertebrali assumono una forma a sella e lateralmente presenta i processi uncinati. Tra le vertebre C3 e C7, i processi uncinati della vertebra inferiore si articolano con il bordo laterale smussato del corpo superiore, formando le articolazioni neurocentrali o di Luschka.
Queste articolazioni sono di natura sinoviale e generalmente sono coinvolte nella spondilosi cervicale (osteoartrite del rachide).

6.1.1.2 Arco vertebrale

Esso si trova nella parte posteriore. Ogni arco vertebrale con superficie posteriore del corpo racchiude il forame vertebrale. La serie di archi, insieme ai corpi vertebrali,

formano il canale vertebrale. Nell'adulto i due terzi superiori del canale vertebrale superiore sono occupati dal midollo spinale.
Ogni metà dell'arco vertebrale è divisa in due parti: un peduncolo e una lamina.
Le due lamine si incontrano posteriormente nella linea mediana per formare il processo spinoso. Ogni lamina è attaccata al corpo attraverso una barra ossea arrotondata chiamata peduncolo. I legamenti gialli (flava) collegano le lamine delle vertebre adiacenti.
Il peduncolo è dentellato superiormente e inferiormente e forma rispettivamente le tacche vertebrali inferiori e superiori.

6.1.1.3 Processi spinosi

Essi si proiettano posteriormente dal punto di unione della lamina destra e della lamina sinistra. I processi spinosi sono interconnessi dal legamento nucale, dai legamenti sopraspinali e interspinosi.

6.1.1.4 Processi trasversi

I processi trasversi sporgono lateralmente su ciascun lato dalla giunzione di un peduncolo e una lamina.
Il movimento di un corpo vertebrale rispetto ad un altro è in parte influenzato dall'azione dei muscoli sui processi trasversi e spinosi, i quali agiscono come leve.
Nella regione cervicale i processi trasversi possiedono un forame chiamato forame trasversario. Nella regione toracica, i processi trasversi fungono da punti di connessione per le costole, di conseguenza sono più resistenti e forti.

6.1.1.5 Processi articolari

L'arco neurale presenta quattro processi articolari: due superiori e due inferiori. I processi superiori sporgono leggermente di più dai peduncoli e si articolano con i processi articolari inferiori della vertebra soprastante. I processi articolari inferiori scaturiscono dalle lamine e si articolano con i processi articolari superiori della vertebra sottostante.
La direzione delle superfici articolari differisce nella regione cervicale, toracica e lombare: le superfici sono rivolte verso l'alto e indietro nella regione cervicale, indietro e lateralmente nella regione toracica e indietro e medialmente nella regione lombare. Le superfici articolari dei processi articolari inferiori sono dirette in modo opposto a quelle dei processi articolari superiori.

6.1.1.6 Articolazioni zigapofisarie

Le articolazioni tra i processi articolari superiori e inferiori delle vertebre adiacenti sono dette articolazioni zigapofisarie. Si tratta di articolazioni sinoviali costituite da una sottile capsula articolare attaccata ai margini articolari in cui è racchiusa la cavità articolare.
Nella regione cervicale le articolazioni zigapofisarie si inclinano inferiormente da anteriormente a posteriormente, questo movimento permette di guardare lateralmente e verso l'alto. La direzione di queste articolazioni differisce nelle regioni cervicale, toracica e lombare. Nella regione toracica, le articolazioni zigapofisarie sono orientate verticalmente. Questo limita la flessione e l'estensione ma facilita la rotazione.
Nella regione lombare le superfici articolari delle articolazioni zigapofisarie sono curve e i processi articolari adiacenti si incastrano. Ciò limita la gamma di movimenti della regione, sebbene la flessione e l'estensione rimangano ancora i principali movimenti.
In tutte e tre le regioni (cervicale, toracica e lombare), le articolazioni zigapofisarie impediscono alle vertebre di scivolare in avanti ma consentono la flessione e l'estensione della colonna vertebrale.

6.1.1.7 Forame intervertebrale

Le due tacche vertebrali insieme formano il forame intervertebrale, il quale può essere osservato analizzando lateralmente le due vertebre adiacenti.
Il forame intervertebrale è racchiuso in due peduncoli, un disco intervertebrale e due processi articolari che formano la faccetta articolare e una capsula.
Per tutta la lunghezza della colonna vertebrale, i forami intervertebrali permettono il passaggio ai nervi spinali. Ciascun nervo spinale è attaccato al midollo spinale da una radice posteriore e una anteriore. Il legame tra il nervo spinale e il disco intervertebrale è molto importante in quanto esso è compresso nel prolasso del disco in cui produce segni e sintomi neurologici.

6.1.2 Caratteristiche delle vertebre di diverse regioni

6.1.2.1 Vertebre cervicali

I processi trasversi delle vertebre cervicali possiedono un foro chiamato forame trasversario che permette il passaggio dell'arteria vertebrale (ad eccezione di CV7)

affinché essa possa raggiungere il cervello. Il forame trasversario è la caratteristica cardinale delle vertebre cervicali.
La prima vertebra cervicale consiste semplicemente in un osso dalla forma ad anello con due brevi processi trasversi. È bene ricordare che la prima vertebra cervicale non è dotata né di corpo né colonna. Nella parte anteriore della grande vertebra il forame è occupato dai denti o processo odontoide, sporgenze caratterizzate dalla forma simile ad un dente che si proietta dal corpo dell'asse.
Il processo odontoideo dell'asse è tenuto in posizione dal legamento trasverso dell'atlante. La parte posteriore del forame vertebrale è occupato dal midollo spinale.
Le due faccette articolari superiori situate nella faccia superiore dell'atlante formano le articolazioni con i condili delle ossa occipitali (articolazioni atlanto-occipitali). I cenni della testa hanno luogo in queste articolazioni.

6.1.2.2 Vertebre toraciche

I corpi e i processi trasversi delle vertebre toraciche sono dotati di faccetti articolari per consentire l'articolazione tra le costole. Le faccette articolari situate ai lati del corpo costituiscono il tratto cardinale delle vertebre toraciche.

6.1.2.3 Vertebre lombari

Le vertebre lombari sono caratterizzate da grandi corpi ala cui forma richiama quella di un rene. I processi spinosi sono ampi e assumono la forma di un'ascia. La particolarità delle vertebre lombari è data dalla presenza di processi mammillari accessori; vengono tuttavia visualizzati solo dopo un attento esame.

6.1.2.4 Osso sacro

L'osso sacro è un osso triangolare a forma di cuneo derivante dalla fusione di cinque vertebre sacrali rudimentali. La parte superiore del corpo della prima vertebra sacrale si articola con il corpo della quinta vertebra lombare.
Su ciascun lato la parte superiore dell'osso sacro si articola con l'ileo per formare l'articolazione sacroiliaca. La punta inferiore dell'osso sacro si articola con la base del coccige. La cavità all'interno dell'osso sacro (canale sacrale) contiene le radici dei nervi sacrale e coccigeo.

6.1.2.5 Coccige

Il coccige è un piccolo osso triangolare formato dalla fusione di quattro vertebre rudimentali terminali. L'ampia base del coccige si articola con la punta dell'osso sacro. Il coccige rappresenta la coda negli esseri umani.

6.2 Dischi intervertebrali

6.2.1 Struttura dei dischi intervertebrali

I corpi delle vertebre adiacenti sono uniti da dischi intervertebrali. Il disco è costituito da due parti: un bordo esterno di fibrocartilagine chiamato annulus fibrosus e un nucleo centrale di materiale gelatinoso morbido chiamato nucleo polposo e che rappresenta un residuo di notocorda embrionale. Il suo ruolo consiste nel fungere da cuscino per attutire gli shock da impatto.
Sebbene il nucleo polposo sia centrale nelle regioni cervicale e toracica, nella regione lombare si trova in una posizione leggermente posteriore.
Nei bambini il nucleo polposo presenta un alto contenuto di acqua, una piccola quantità di collagene e alcune cellule cartilaginee. Nei neonati il contenuto di acqua è quasi del 90% ma con l'avanzare dell'età diminuisce tanto che negli anziani è inferiore al 70%.
Quando la colonna vertebrale è esposta ad un carico pesante, il nucleo polposo funge da ammortizzatore. Il carattere semifluido del nucleo polposo gli permette di adattarsi rapidamente ai cambiamenti nella sua forma quando una vertebra oscilla sull'altra durante i movimenti della colonna vertebrale.
L'anello fibroso è costituito da molti strati concentrici di fibre di collagene, tale disposizione limita la rotazione tra le vertebre. L'anello è leggermente più sottile posteriormente rispetto a quello che è anteriormente ed è soggetto a rottura, specialmente nella regione lombare. Nella regione lombare, infatti, i dischi diventano più spessi anteriormente soprattutto tra L4 e L5 e tra L5 e S1.
I cambiamenti degenerativi dell'anello fibroso possono portare all'ernia del nucleo polposo, chiamata impropriamente ernia del disco.
Insieme al piatto di cartilagine ialina che ricopre i corpi vertebrali, il disco intervertebrale forma un'articolazione cartilaginosa secondaria detta sinfisi. I dischi intervertebrali sono

mantenuti in posizione dai legamenti longitudinali anteriori e posteriori della colonna vertebrale.
Il legamento longitudinale anteriore si estende per tutta la lunghezza della colonna vertebrale ed è situato davanti ai corpi vertebrali. Il legamento longitudinale posteriore si estende anche esso per tutta la lunghezza della colonna vertebrale ma è situato all'interno del canale vertebrale, a stretto contatto con i corpi vertebrali.
Il legamento longitudinale anteriore si presenta come una grande banda resistente nelle zone in cui il legamento longitudinale posteriore è più debole e stretto.

6.2.2 Prolasso dei dischi intervertebrali

Il prolasso del disco intervertebrale si osserva soprattutto nella zona cervicale e lombare.

- *Prolasso del disco cervicale:* il prolasso del disco nella regione cervicale è meno comune che nella regione lombare.
  In linea generale il disco tra C5/C6 o C6/C7 è il più suscettibile.
- *Prolasso del disco lombare:* il prolasso del disco è più comune nella regione lombare. I dischi tra L4/L5 e L5/S1 sono i più suscettibili. Il sintomo di presentazione più comune è il mal di schiena (lombalgia).

Le caratteristiche importanti per l'individuazione del prolasso dei dischi intervertebrali sono riportati nella tabella sottostante.
È bene evidenziare che il disco tra L5 e S1 rappresenta quello più incline ad ernia, comprimendo la radice nervosa S1. L'ernia del disco può essere ben localizzata da una risonanza magnetica.
Possono verificarsi situazioni in cui la lamina di cartilagine ialina che copre il corpo vertebrale si danneggi provocando la frattura del corpo che protegge. Questa situazione porta all'erniazione del nucleo polposo nella spugnosa del corpo stesso, formando un nodulo detto nodulo di Schmorl. Esso può essere rilevato attraverso radiografia.

Focus clinico
Ernia del disco: la protrusione del nucleo polposo nella fibrosi dell'anello è definita ernia del disco. Il prolasso si verifica generalmente posterolateralmente, ma vi sono casi in cui esso si verifica posteriormente. Il prolasso posteriore preme direttamente sul midollo spinale, mentre la protrusione posterolaterale preme sulle radici dei nervi spinali e sul loro rivestimento sensibile provocando dolore nell'area di distribuzione dei nervi.

Disco erniato	Tra C4/C5	Tra C5/C6	Tra L4/L5	Tra L5/S1
Radice nervosa compressa	C5	C6	L5	S1
Area di dolore o perdita sensoriale	Spalla e aspetto laterale del braccio	Aspetto laterale di avambraccio e mano	Aspetto laterale di coscia, gamba e dorso del piede	Aspetto posterolaterale di polpaccio e bordo laterale del piede
Muscoli coinvolti	Deltoide, bicipite	Estensore lungo del carpo, brachioradial e	Tibia anteriore, estensore lungo dell'alluce, estensore lungo digitale	Soleo, gastrocnemio
Movimenti coinvolti	Adduzione del braccio, flessione di avambraccio	Estensione del polso	Dorsoflessione della caviglia	Flessione plantare della caviglia
Riflessi coinvolti	Contrazione del bicipite	Contrazione del supinatore	Nessuno	Contrazione della caviglia

6.3 Curvatura della colonna vertebrale

Se osservata lateralmente, la colonna vertebrale di un individuo adulto presenta quattro curvature:

- Curvatura cervicale
- Curvatura toracica
- Curvatura lombare
- Curvatura sacrale

Le curvature toraciche e sacrali sono definite curvature primarie poiché sono nella stessa direzione della curvatura della colonna vertebrale fetale. Le curvature cervicali e lombari sono definite curvature secondarie poiché si sviluppano dopo la nascita. Le curvature secondarie sono concave posteriormente e quindi compensano e contrastano le curvature primarie.

6.3.1 Sviluppo della curvatura

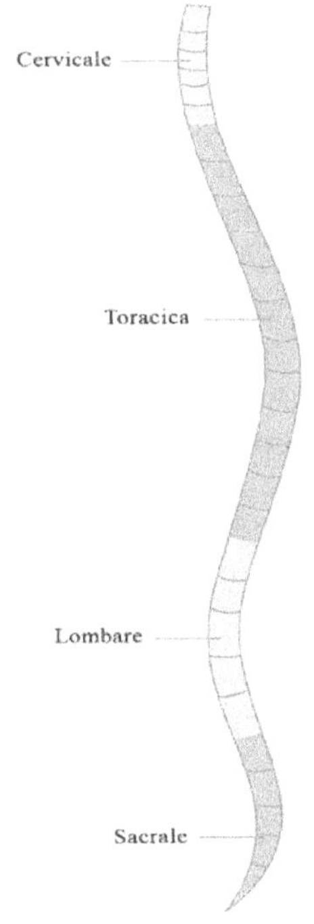

Durante la vita prenatale la colonna vertebrale è uniformemente curva, con una concavità rivolta ventralmente. Ne risulta che testa e collo sono piuttosto ravvicinati. Questa posizione rappresenta la cosiddetta curvatura primaria o curvatura fetale.
Le curvature secondarie compaiono dopo la nascita come segue:

- Curvatura cervicale: si manifesta come convessità rivolta in avanti e si sviluppa quando il bambino impara a tenere la testa eretta dirigendo i suoi assi visivi in avanti. Tale sviluppo avviene circa all'età di 3 mesi.
- Curvatura lombare: si manifesta come convessità rivolta in avanti si sviluppa quando il bambino acquisisce la capacità di stare in piedi e camminare eretto. Questo avviene all'incirca all'età di 18 mesi.

Nelle regioni toracica e sacrale le concavità ventrali persistono come nella vita prenatale (curvature primarie).

6.3.2 Anomalie delle curvature vertebrali

Le anomalie delle curvature vertebrali possono essere classificate come segue:

- Cifosi
  La cifosi si manifesta attraverso un'esagerazione della convessità posteriore della curvatura toracica. Può verificarsi in età avanzata a causa dell'osteoporosi o della degenerazione del disco vertebrale.

- Lordosi
  La lordosi si presenta come un'esagerazione della convessità anteriore della curva lombare. Può verificarsi a seguito di gravidanza o gonfiore al ventre.

- Scoliosi
  La scoliosi rappresenta una curvatura laterale anormale della colonna vertebrale, la quale si orienta verso destra o sinistra. È più comune nella regione toracica e può essere causata da poliomielite, una gamba corta o disfunzioni dell'anca.

Focus clinico

Diminuzione dell'altezza di un individuo: l'altezza di un individuo, soprattutto chi è impegnato nel sollevamento di carichi, può essere inferiore la sera rispetto al mattino. Questo avviene perché con la fatica le curve della colonna vertebrale tendono ad aumentare e il turgore del nucleo polposo dei dischi intervertebrali a diminuire. Inoltre, l'altezza degli archi dei piedi viene ridotta. Con il risposo notturno la persona può riacquisire la sua l'altezza normale al mattino. L'altezza di un individuo in età avanzata diminuisce a causa dell'appiattimento dei dischi intervertebrali in seguito all'essiccamento e alla disidratazione del nucleo polposo.

Mal di schiena e dolore alle gambe negli individui di sesso femminile: nelle donne che indossano scarpe col tacco alto la postura diventa innaturale. Avviene infatti un'inclinazione in avanti del corpo, le ginocchia si piegano eccessivamente e la colonna vertebrale è spinta in avanti rispetto alla curvatura lombare per mantenere l'equilibrio. Ne consegue uno spostamento della linea del baricentro del corpo, la quale mette a dura prova i muscoli e i legamenti della schiena e delle gambe nel tentativo di mantenere la postura eretta. Tale circostanza provoca dolori alla schiena e alle gambe.

Colpo di frusta: i movimenti di flessione ed estensione del rachide cervicale diminuiscono dalla metà superiore a quella inferiore della regione cervicale. Di conseguenza, la metà inferiore è paragonata al manico della frusta e la metà superiore alla frusta. Improvvisi cambiamenti di slancio producono il cosiddetto colpo di frusta, il quale avviene all'incirca nella regione medio-cervicale. La lesione da colpo di frusta si verifica solitamente come risultato di un impatto posteriore quando un veicolo leggermente in movimento colpisce un altro veicolo davanti. Le lesioni da colpo di frusta sono una causa comune di dolore cervicale persistente.

Informazioni chiave

Numero totale di vertebre nella colonna vertebrale	33
Numero totale di vere vertebre nella colonna vertebrale	24
Vertebra più larga	L5
Disco intervertebrale più spesso	Disco tra le vertebre L5/S1
Zona in cui la prolassi del disco è più comune	Disco intervertebrale tra L5/S1
Disco della regione cervicale più soggetto a erniazione	Disco tra le vertebre C5/C6
Zona in cui il colpo della frusta avviene più comunemente	Regione medio-cervicale
Anomalia congenita della colonna vertebrale più comune	Spina bifida
Regione della colonna vertebrale in cui la dislocazione è più frequente	Regione dorso-lombare tra le vertebre T12 e L1
Regione della colonna vertebrale in cui la compressione delle vertebre è più frequente	Regione lombare
Regione della colonna vertebrale in cui la tubercolosi è più comune	Regione cervicale
Nodulo di Schmorl	Estrusione (erniazione) del nucleo polposo all'interno del corpo vertebrale

Capitolo 7
Il sistema muscolare

Introduzione

I muscoli rappresentano un tessuto contrattile del corpo derivato dallo strato mesodermico delle cellule germinali embrionali. Essi formano la carne rossa del corpo e rappresentano circa il 40% del peso corporeo.
Il tessuto muscolare è composto da cellule differenziate contenenti proteine contrattili. La biologia strutturale di queste proteine genera le forze necessarie per la contrazione cellulare. Ne consegue che i muscoli sono responsabili dei movimenti all'interno di determinati organi e del corpo.

7.1 Classificazione dei muscoli

In base alle caratteristiche morfologiche e funzionali i muscoli vengono classificati in tre gruppi:

- Muscoli scheletrici (volontari)
- Muscoli lisci (involontari)
- Muscoli cardiaci (involontari)

I muscoli scheletrici sono attaccati allo scheletro, i muscoli lisci formano le pareti delle viscere e i muscoli cardiaci formano la parete del cuore (miocardio). Le differenze principali delle tre categorie sono sintetizzate nella tabella sottostante.
Oltre ai muscoli scheletrici, cardiaci e lisci, l'organismo è dotato di cellule contrattili che funzionano come unità unicellulari, ovvero:

- Cellule mioepiteliali
- Miofribroblasti

Le cellule mioepiteliali sono cellule epiteliali caratterizzate dalla forma di fuso e contenenti proteine contrattili sotto forma di filamenti di actina. Sono presenti alla base degli acini secretori delle ghiandole (per esempio ghiandole salivari, lacrimali, mammarie e sudoripare) tra la membrana basale e la superficie periferica delle cellule epiteliali degli acini. La contrazione delle cellule mioepiteliali supporta la secrezione.
I miofibroblasti sono coinvolti nella guarigione delle ferite.

Muscoli scheletrici	Muscoli lisci	Muscoli cardiaci
Presenti in arti, pareti del corpo, lingua, faringe e parte iniziale dell'esofago	Presenti in esofago, tratto urogenitale, vescica urinaria, vasi sanguigni, iride oculare, muscolo erettore del pelo	Presenti nelle pareti muscolari
Forma lunga e cilindrica	Forma affusolata	Forma corta e cilindrica
Fibre non ramificate	Fibre non ramificate	Fibre ramificate
Mononucleo	Assenza di nucleo	Assenza di nucleo
Delimitati da sarcolemma	Delimitati da plasmalemma	Delimitati da plasmalemma
Presenza di striature chiare e scure	Assenza di striature chiare e scure	Presenti leggere striature chiare e scure
Assenza di dischi	Assenza di dischi	Presenza del caratteristico disco intercalato
Terminazioni nervose connesse al sistema nervoso cranico	Terminazioni nervose connesse al sistema nervoso autonomo	Terminazioni nervose connesse al sistema nervoso autonomo
Abbondante irrorazione sanguigna	Scarsa irrorazione sanguigna	Abbondante irrorazione sanguigna
Contrazione rapida	Contrazione lenta	Contrazione rapida
Facili da affaticare	Assenza di affaticamento	Assenza di affaticamento
Di tipo volontario	Di tipo involontario	Di tipo involontario

7.2 Proprietà fondamentali dei muscoli

Sebbene la struttura e le funzioni dei muscoli scheletrici, lisci e cardiaci siano diverse tra loro, tutti i muscoli condividono le seguenti proprietà fondamentali:

- Irritabilità, ovvero sensibilità agli stimoli;
- Contrattilità, quando stimolato, il muscolo si contrae longitudinalmente portando ad un suo accorciamento;
- Estensibilità, una volta rimosso lo stimolo, le fibre muscolari tornano alla loro lunghezza originale;
- Elasticità, il muscolo assume la forma desiderata indipendentemente dall'allungamento.

La struttura e le funzioni della muscolatura liscia si comprendono meglio quando si studiano gli organi involontari del corpo, mentre quelle del muscolo cardiaco quando si studia il cuore. Le nozioni in questo capitolo sono limitate solo al muscolo scheletrico poiché rappresentano quelle clinicamente più rilevanti.

7.3 Muscoli scheletrici

7.3.1 Funzioni dei muscoli scheletrici

I muscoli scheletrici sono chiamati anche muscoli striati, muscoli volontari o muscoli somatici.

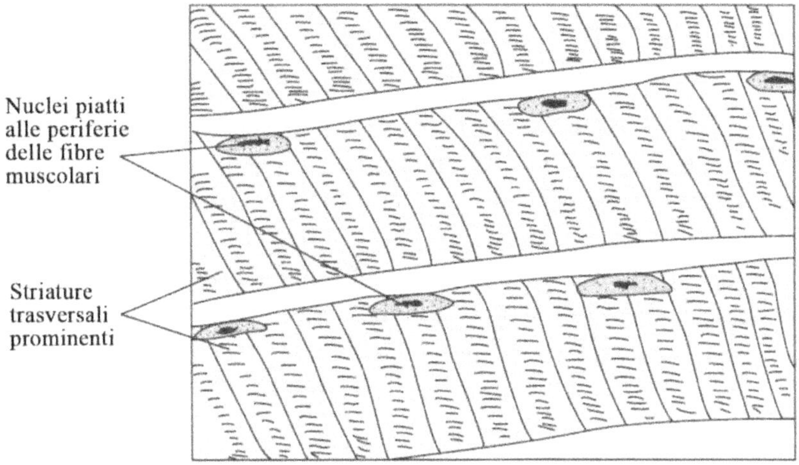

Muscoli scheletrici

Le loro funzioni principali possono essere sintetizzate come segue:

- Movimento
  Il movimento rappresenta la funzione più ovvia e visibile dei muscoli scheletrici i quali, attraverso la loro contrazione, permettono tutti i movimenti del corpo umano.

- Produzione di calore
  Il metabolismo all'interno delle cellule muscolari rilascia calore come prodotto finale. La produzione di calore aumenta enormemente durante attività fisica intensa.

- Supporto al corpo e alla postura
  I muscoli scheletrici mantengono la postura del corpo fornendo supporto in prossimità delle articolazioni flessibili. I muscoli lavorano in ogni istante, anche nelle posizioni che appaiono statiche quali restare seduti o mantenere la testa dritta.

7.3.2 Struttura microscopica dei muscoli scheletrici

I muscoli scheletrici sono costituiti da fibre muscolari e tessuti connettivi di sostegno.

7.3.2.1 Tessuti di sostegno

I tessuti di sostegno sono fondamentali nel supporto organizzativo del muscolo. L'endomisio circonda ogni fibra muscolare, mentre il perimisio ricopre i fasci (fascicoli o mionemi) di fibre muscolari di varie dimensioni. Infine l'epimisio avvolge l'intero muscolo.
In corrispondenza del punto di congiunzione tra muscolo e tendine, le fibre dei tessuti di sostegno diventano un tutt'uno con le fibre del tendine.

7.3.2.2 Fibre muscolari

Ogni muscolo è composto da numerose fibre muscolari. Ciascuna fibra muscolare rappresenta una cellula cilindrica multinucleare a striature incrociate (miocita) di lunghezza compresa tra 1 e 300 millimetri.
Il miocita è costituito da sarcolemma, una membrana cellulare all'interno del quale è contenuto il sarcoplasma (citoplasma).
Nel sarcoplasma sono presenti centinaia di nuclei disposti nella periferia della fibra e numerosi filamenti longitudinali contrattili chiamati miofibrille.
Ogni miofibrilla è caratterizzata da bande chiare e scure che si alternano tra loro. Le bande scure sono denominate bande A o anistropiche, mentre le bande chiare sono dette bande I o isotropiche. Le bande delle miofibrille adiacenti sono allineate trasversalmente, così che la fibra muscolare appaia striata.
Al centro della banda scura vi è una banda chiara, detta banda H, con una banda scura, chiamata banda M, al centro. Al centro della banda I è contenuto il disco Z, denominato anche membrana di Krause. Il segmento di miofibrilla situato tra i due dischi Z è chiamato sarcomero.

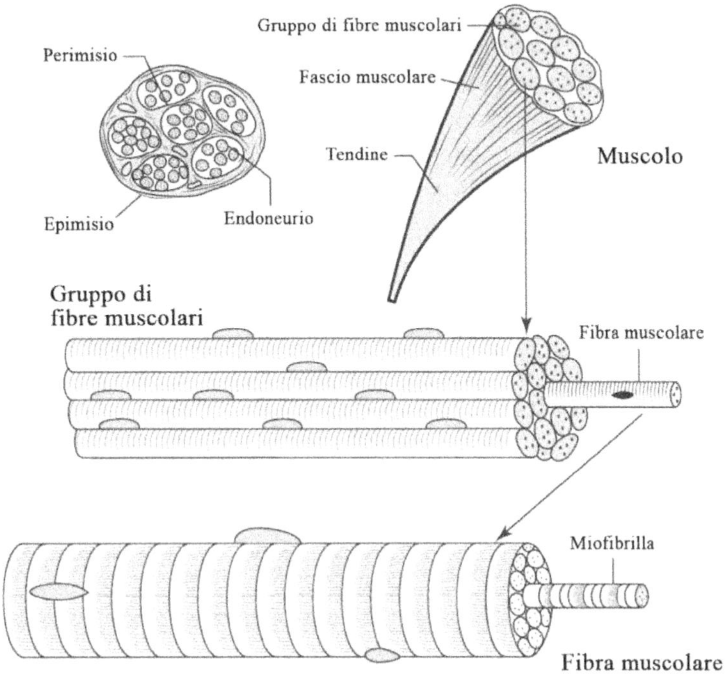

7.3.2.3 Proteine miofibrillari

Le proteine miofibrillari possono essere classificate in due gruppi:

- I miofilamenti spessi sono costituiti da una proteina chiamata miosina. La miosina costituisce il 60% della proteina miofibrillare ed è la proteina contrattile più abbondante;
- I miofilamenti sottili sono costituiti da proteine chiamate actina e tropomiosina.

7.3.2.4 Meccanismo di contrazione muscolare

Il sarcomero rappresenta l'unità di base della contrazione. Esso è costituito da due tipi di miofilamenti disposti parallelamente all'asse lungo della miofibrilla:

- Filamenti spessi: sono composti da miosina proteica e occupano la banda A;

- Filamenti sottili: sono composti principalmente da actina proteica e anche da tropomiosina e troponina. Un'estremità di ciascuno di questi filamenti, per una certa distanza, si estende parallelamente e tra i filamenti spessi all'interno della banda A. L'altra estremità del filamento sottile è attaccata alla linea Z nella banda I.
  Durante la contrazione muscolare i sottili filamenti di actina scorrono in mezzo agli spessi filamenti di miosina verso il centro del sarcomero, avvicinando così le linee Z e portando ad un accorciamento dell'unità contrattile.

Durante la contrazione non avviene l'accorciamento dei singoli filamenti spessi e sottili. Lo scorrimento dei filamenti avviene sotto l'influenza dell'energia rilasciata dall'ATP e degli ioni Ca2+ rilasciati dal reticolo sarcoplasmatico.

Focus clinico

Rigor mortis: il rigor mortis rappresenta l'irrigidimento dei muscoli volontari e involontari del corpo dopo la morte. Esso inizia da 2 a 4 ore dopo la morte e si completa dopo 6-12 ore. Scompare gradualmente entro 2 o 4 giorni. Nei casi medico-legali aiuta a determinare l'ora del decesso.
Il rigor mortis si verifica a causa dell'esaurimento dell'adenosina trifosfato (ATP) dal muscolo. Il meccanismo è il seguente:

- Il minore livello di ATP interrompe il trasporto di ioni Ca2+ nel reticolo sarcoplasmatico;
- La carenza di ioni Ca2+ dal reticolo sarcoplasmatico al sarcoplasma provoca la rottura del reticolo dopo la morte cellulare;
- Aumenta il livello di calcio nel sarcoplasma, si formano così ponti trasversali tra actina e miosina.
- La miosina non riesce a separarsi dall'actina a causa della carenza di ATP e, di conseguenza, il muscolo non riesce a rilassarsi e rimane rigido fino alla degenerazione dei tessuti.

7.3.3 Classificazione delle fibre presenti nei muscoli scheletrici

Le fibre muscolari dei muscoli scheletri sono classificate principalmente in due tipi:

- Fibre rosse (tipo I);
- Fibre bianche (tipo II).

Le fibre rosse sono fibre a contrazione lenta, la loro velocità di contrazione è lenta ma più sostenuta nel tempo. Esse infatti sono ben resistenti alla fatica e quindi ampiamente

presenti nei muscoli posturali, nei muscoli lunghi della schiena (muscoli antigravitazionali).
Le fibre bianche sono fibre a contrazione rapida, la loro velocità di contrazione è veloce ma meno protratta nel tempo. Si tratta di fibre facilmente affaticabili e quindi maggiormente presenti nei muscoli extra-oculari del bulbo oculare.
Infine, è importante evidenziare l'esistenza delle fibre intermedie, una tipologia di fibre che rappresenta una variante delle fibre di tipo II. Le fibre intermedie che sono relativamente resistenti alla fatica, nonostante il loro grado di sopportazione resti inferiore alle fibre di tipo I (fibre lente).
Nella tabella di seguito vengono riassunte le principali caratteristiche di entrambi i gruppi di fibre.

Caratteristiche	Fibre rosse	Fibre bianche
Velocità di contrazione	Lenta	Veloce
Affaticamento	Resistenti alla fatica	Poco resistenti alla fatica
Apporto di sangue	Abbondante	Limitato
Contenuto di mioglobina	Elevato	Scarso
Produzione di ATP	Attraverso glicolisi aerobica	Attraverso glicolisi anaerobica
Contenuto di glicogeno	Elevato	Scarso
Diametro	Più piccolo	Più grande

7.3.4 Struttura dei fasci muscolari

La disposizione delle fibre muscolari varia a seconda della direzione, della forza e del range di movimento abituale di una specifica articolazione.
La forza del movimento è direttamente proporzionale al numero e alla dimensione delle fibre presenti nel muscolo, mentre il range di movimento è proporzionale alla lunghezza delle fibre.

I muscoli, in base alla disposizione dei loro fasci, possono essere classificati nei seguenti gruppi:

- Muscoli a fasci paralleli
  Tale gruppo è rappresentato dai muscoli in cui i fascicoli sono disposti in modo parallelo rispetto alla linea di trazione del muscolo.
  Si tratta di muscoli in grado di ampie contrazioni, dotati quindi di un ampio range di movimento, e buona resistenza.
  In questi casi il muscolo può essere:
  - *Largo:* quando i fasci muscolari sono piatti e alle estremità si fondono con le aponeurosi. Ne è un esempio il diaframma;
  - *Nastriforme:* quando i fasci muscolari sono disposti in modo parallelo tra loro da un'estremità fino all'altra. Ne è un esempio il muscolo sartorio;
  - *A ventaglio:* quando i fasci muscolari convergono su un tendine in un'estremità ma divergono nell'estremità opposta. Ne è un esempio il muscolo temporale;
  - *Fusiforme:* quando i fasci muscolari seguono un corso parallelo tra loro e convergono in un tendine in una o entrambe le estremità. Ne è un esempio il bicipite brachiale.

- Muscoli a fasci obliqui
  Tra i muscoli a fasci obliqui rientrano i muscoli in cui i fasci seguono una direzione obliqua rispetto alla linea di trazione. In tali casi il muscolo può avere una struttura triangolare o pennata simile a quella di una piuma.
  Tale architettura muscolare rende il muscolo più forte ma riduce il range di movimento.
  Un muscolo a fasci obliqui può appartenere ad una delle seguenti classificazioni:
  - *Unipennato:* quando le fibre muscolari confluiscono in uno stesso tendine centrale. Ne è un esempio il peroneo breve;
  - *Semipennato:* quando le fibre muscolari sono situate tra due lamine tendinee. Ne è un esempio il flessore lungo del pollice;
  - *Bipennato:* quando le fibre muscolari hanno una diversa origine ma confluiscono in uno stesso tendine centrale. Ne è un esempio il muscolo del retto femorale;
  - *Multipennato:* quando le fibre muscolari presentano diversi tendini di origine su cui confluire. Ne è un esempio il muscolo deltoide.

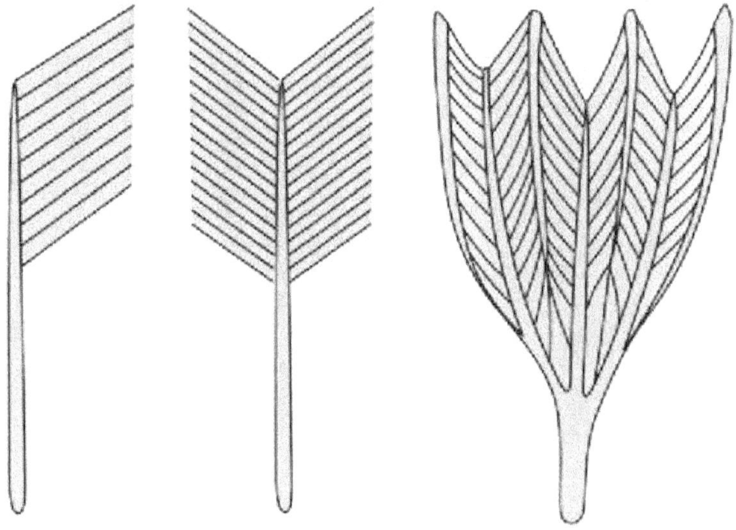

7.3.5 Caratteristiche macroscopiche dei muscoli scheletrici

In linea generale il muscolo scheletrico è caratterizzato da una forma lunga e affusolata, estendendosi su un'articolazione ed attaccandosi ad un osso alle due estremità attraverso un tendine. Esso consiste in due estremità e due parti centrali.

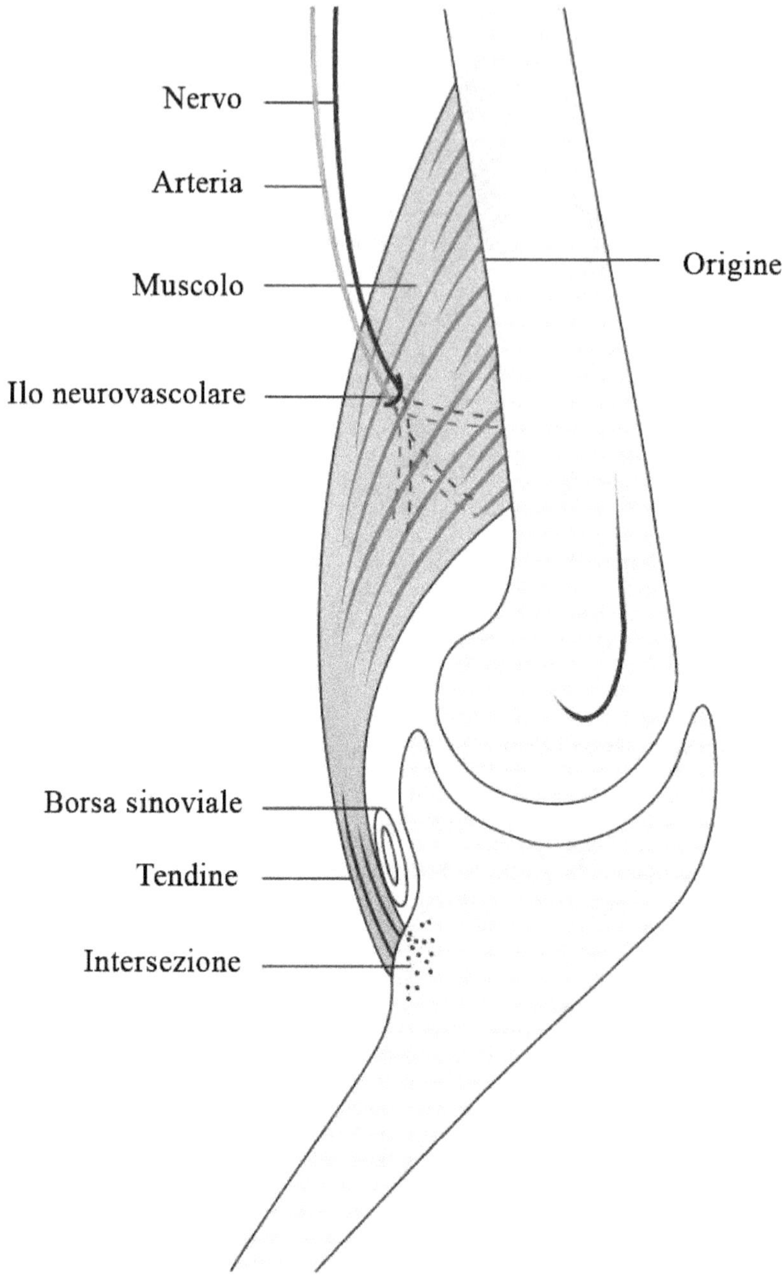
Nervo
Arteria
Muscolo
Ilo neurovascolare
Borsa sinoviale
Tendine
Intersezione
Origine

7.3.5.1 Estremità

Quando il muscolo si contrae un osso si muove rispetto all'altro a livello dell'articolazione. L'attacco più fisso o stazionario è definito come origine del muscolo, mentre l'estremità mobile è detta inserzione.
Tuttavia la disposizione può essere invertita nel caso in cui la parte più mobile diventi quella meno amovibile, questa situazione prende il nome di azione muscolare reversibile.

7.3.5.2 Parte centrale

Le parti centrali di un muscolo sono rappresentate da una parte carnosa ispessita detta ventre muscolare e una parte fibrosa simile a una corda chiamata tendine.
Il ventre muscolare indica la parte contrattile del muscolo e generalmente è attaccato all'osso prossimale all'osso che deve essere spostato. Si tratta di una zona particolarmente vascolarizzata, nonché dotata del tasso metabolico più elevato.
Il tendine attraversa l'articolazione ed è attaccato all'osso che deve essere spostato. Quando il tendine presenta una forma piatta, si parla di aponeurosi.
In corrispondenza dell'articolazione miotendinea la struttura del tessuto connettivo del ventre muscolare diventa continua con la struttura del tessuto connettivo del tendine. Le fibre del ventre muscolare sono continue ma non continue rispetto alle fibre del tendine.

7.4 Tendini

Le caratteristiche principali dei tendini possono essere sintetizzate come segue:

- Il tendine presenta una struttura simile ad una corda formata da tessuto connettivo denso e regolare che collega il ventre muscolare al periostio dell'osso;
- La sua funzione è quella di trasferire la forza di contrazione dal muscolo attraverso l'articolazione e sull'osso che deve essere spostato;
- La forma appiattita del tendine è detta aponeurosi;
- L'afflusso di sangue del tendine deriva da due fonti: vasi del muscolo stesso e vasi periostali dell'osso a cui è attaccato;
- In diversi casi i tendini sono soggetti ad attrito, a tal proposito è presente una struttura di lubrificazione: una borsa sinoviale o una guaina sinoviale che permetta loro di muoversi liberamente. La guaina sinoviale è costituita da due strati: uno strato viscerale

che ricopre il tendine e uno strato parietale. I due strati sono separati da una sottile pellicola di liquido sinoviale.

- I tendini sono essenziali per resistere alla pressione in quanto sono estremamente forti. Un tendine la cui sezione trasversale è di 6 cm è in grado di sostenere un peso da 4000 a 8000 kg.
- I tendini sono forniti da terminazioni nervose sensoriali; gli organi tendinei di Golgi sono quelli che svolgono un ruolo importante nel riflesso tendineo.

Focus clinico

Rottura dei tendini: quando il tendine di un muscolo è reciso o rotto il muscolo diventa inefficace. Per valutare l'integrità di un tendine è necessario conoscere il sito del suo inserimento e il movimento che normalmente produrrebbe la contrazione del suo muscolo. I tendini si rompono a causa di un trauma diretto, soprattutto quando sono indeboliti dallo sfregamento su un callo fratturato o sugli osteofiti, un nuovo osso prodotto dall'artrite.
Il tendine del bicipite brachiale, il tendine d'Achille e i tendini delle mani sono i più soggetti a rottura. Poiché i tendini hanno sono dotati di uno scarso apporto di sangue se rotti non si rimarginano. Generalmente è quindi necessaria la ricostruzione chirurgica.

7.5 Meccanismi di lubrificazione muscolare

In tutte le situazioni in cui un tendine muscolare è sottoposto a frizione, è presente una struttura lubrificante che può essere costituta da una borsa sinoviale o una guaina sinoviale.

7.5.1 Borsa sinoviale

Una borsa sinoviale è formata da una sacca chiusa in tessuto areolare. Ha una struttura simile alla membrana sinoviale; le sue pareti sono separate l'una dall'altra solamente da una sottile pellicola di fluido viscoso.
La borsa sinoviale rappresenta un importante strumento lubrificante in grado di ridurre l'attrito e consentire il libero movimento dei tendini muscolari. Si forma ogni volta che i tendini sfregano contro ossa, cartilagini, legamenti o altri tendini, per questa ragione sono più comuni negli arti.

Le borse sinoviali sono presenti anche in prossimità delle articolazioni in cui la pelle sfrega contro le strutture ossee sottostanti, ne è un esempio la borsa prepatellare che occasionalmente comunica con la cavità articolare (borsa soprarotulea).

Le borse sono di tre differenti tipologie:
1. Subtendinose
2. Articolari
3. Sottocutanee

Le borse sinoviali subtendinosee si formano tra tendine e osso, tendine e legamento, oppure tra due tendini adiacenti. La maggior parte delle borse sinoviali degli arti appartengono a questo tipo.
Le borse sinoviali articolari svolgono la funzione di un'articolazione, ne è un esempio la borsa presente tra i denti dell'asse (seconda vertebra cervicale) e il legamento trasverso dell'atlante (prima vertebra cervicale).
Le borse sinoviali sottocutanee, infine, intervengono tra la pelle e la prominenza ossea prossima all'articolazione. Un esempio è dato dalla borsa prepatellare.

Focus clinico
Borsite: la borsa sinoviale può facilmente infiammarsi e causare gonfiore e dolore. Tale condizione clinica prende il nome di borsite.

Borsa avventizia: la borsa avventizia rappresenta una borsa formatasi da spazi tissutali di tessuto areolare lasso soggetto a pressione e attrito continui.

7.5.2 Guaina sinoviale

In linea generale quando i tendini passano attraverso bande fibrose o tunnel osteofibrosi sono circondati da guaine sinoviali.
La guaina sinoviale si estende per circa 1 cm su entrambi i lati del sito di attrito. Il tendine invagina la guaina da un lato, così che il tendine resti sospeso all'interno della borsa da un mesotendine. Il mesotendine consente ai vasi sanguigni di entrare nel tendine pertanto, strutturalmente, la guaina sinoviale è costituita da due strati concentrici (parietale e viscerale) di membrana sinoviale.

I due strati sono separati da una pellicola capillare di liquido sinoviale; nei punti in cui la gamma di movimento è eccessiva il mesotendine scompare completamente o si riduce in piccole e strette corde, come nel caso delle guaine sinoviali digitali presenti intorno ai tendini flessori lunghi delle dita delle mani e dei piedi.

7.6 Circolazione sanguigna nel sistema muscolare

Le cellule muscolari presentano un alto tasso di attività metabolica, di conseguenza richiedono un'ampia vascolarizzazione per ricevere nutrienti e ossigeno ed eliminare i prodotti di scarto.
I piccoli muscoli sono generalmente forniti da una singola arteria e talvolta da due vene per restituire il sangue. I grandi muscoli sono solitamente forniti da diverse arterie e vene. Lo scambio capillare tra arterie e vene avviene in tutto l'endomisio che circonda le singole fibre muscolari.

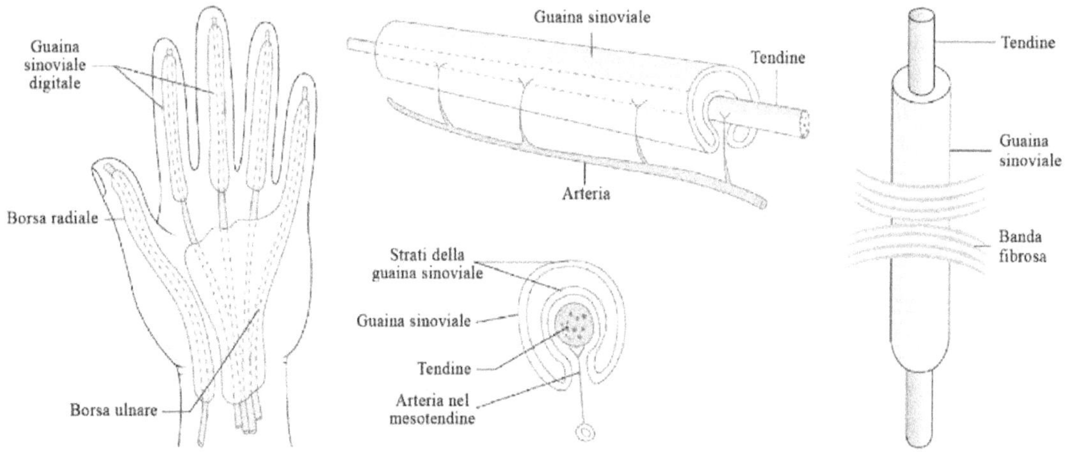

7.6.1 Classificazione dei muscoli in base ai peduncoli vascolari

I muscoli sono classificati in cinque gruppi in base al numero di peduncoli vascolari che entrano nel muscolo e al loro relativo predominio:

- Tipo I
  Si tratta di muscoli che possiedono un unico peduncolo vascolare, come per esempio il tensore della fascia lata fornito dal ramo ascendente dell'arteria femorale circonflessa laterale e il gastrocnemio fornito dall'arteria surale.

- Tipo II
  I muscoli di tipo II possiedono un unico peduncolo vascolare dominante e diversi peduncoli vascolari minori. È il caso del muscolo gracile fornito dall'arteria circonflessa medica nel peduncolo dominante.

- Tipo III
  Essi rappresentano muscoli dotati di due peduncoli dominanti separati da diverse arterie sorgenti. Ne sono esempio il retto dell'addome alimentato dalle arterie gastriche superiori e inferiori e il grande gluteo fornito dalle arterie glutee superiori e inferiori.

- Tipo IV
  Questo gruppo di muscoli possiedono peduncoli vascolari più piccoli i quali, se isolati, non sono in grado di rifornire l'intero muscolo. Tra questi rientrano il muscolo sartorio e tibiale anteriore.

- Tipo V
  Si tratta di muscoli che possiedono un peduncolo vascolare dominante e più diversi segmenti di peduncoli secondari. Ne fa parte il grande pettorale, il quale è fornito dal ramo pettorale del tronco toracico-acromiale (peduncolo dominante) e dai perforatori anteriori dall'arteria toracica interna (fornitura secondaria).

Questo tipo di classificazione assume particolare importanza in situazioni di rilevanza chirurgica in quanto permette di determinate quali muscoli sopravviveranno se utilizzati come innesto in interventi di chirurgia plastica e ricostruttiva.

7.7 Terminazioni nervose nei muscoli scheletrici

7.7.1 Fibre nervose

Un nervo che raggiunge un muscolo è definito nervo motore. I nervi osservati nelle fibre muscolari possono essere di due tipologie:

- Fibre nervose motrici, o efferenti, rappresentano circa il 60% e sono le fibre che permettono ai muscoli di contrarsi.
  Esse si distinguono in due categorie. La prima categoria racchiude le fibre motrici gamma, le quali hanno origine dalla lamina IX e sono connesse alle fibre intrafusali attraverso placche motrici che terminano nella struttura miofibrillare incaricata della contrazione muscolare.
  La seconda categoria include le fibre motrici alfa le quali, sebbene abbiano origine nella lamina IX come le fibre motrici gamma, sono caratterizzate da una direzione rivolta verso le fibre extrafusali.

- Le fibre nervose sensoriali, o afferenti, rappresentano il restante 40% e includono le fibre in gradi di attraversare la capsula del fuso muscolare e raggiungerne l'interno.
  Tali fibre possono essere distinte in due categorie in base al percorso da loro svolto una volta penetrate nel fuso muscolare. Le terminazioni anulospirali indicano le fibre nervose sensitive che raggiungono la regione equatoriale e terminano formando una spirale intorno alle fibre intrafusali a sacco di nuclei.
  Le terminazioni a fiorami, invece, raggiungono la regione periferica, ovvero la zona compresa tra le fibre a sacco di nuclei e le fibre a catene di nuclei.

7.7.2 Fusi muscolari

I fusi muscolari sono organi terminali sensoriali appartenenti ai muscoli scheletrici e caratterizzati da una forma affusolata. Ogni fuso muscolare contiene tra le 6 e le 14 fibre muscolari intrafusali, le quali si distinguono in due categorie: fibre a catena di nuclei e fibre a sacco di nuclei.

- Le fibre a catena di nuclei sono più corte e i nuclei in esse contenuti si trovano su un' unica fila. Si tratta di fibre presenti nella regione periferica del fuso muscolare.
- Le fibre a sacco di nuclei si caratterizzano per nuclei più grandi disposti nella parte centrale della fibra stessa. Questa tipologia di fibre è presente soprattutto nella regione equatoriale dei fusi muscolari.

La comunicazione nervosa motoria all'interno dei fusi muscolari deriva dai neuroni motori gamma (motoneuroni gamma) contenuti nel midollo spinale. In tale processo i fusi muscolari sono i recettori del segnale di stiramento inviato a livello centrale. Essi registrano e supportano la regolazione del grado e della velocità di contrazione delle fibre extrafusali influenzando i neuroni alfa.

Il punto motore indica il punto, o i punti, in cui il nervo motorio entra all'interno del muscolo. La stimolazione elettrica risulta più efficace se eseguita in queste specifiche regioni.

L'unità motoria (mione) è rappresentata da un singolo motoneurone alfa insieme alle fibre muscolari da esso innervate. La dimensione dell'unità motore dipende dalla precisione del controllo muscolare. Le unità motorie più piccole, composte tra le 5 e le 10 fibre muscolari, si trovano si trovano nei muscoli caratterizzati da movimenti contenuti. Al contrario, le unità motorie più grandi costituita da fibre muscolari comprese tra le 100 e le 2000 sono osservabili nei muscoli capaci di movimenti più ampi e forti come quelli presenti negli arti.

Con muscolo composito o ibrido si indicano tutti i muscoli innervati da più serie di fibre e nervi con origini differenti. Ne è un esempio il grande pettorale.

Informazioni chiave

Numero totale di muscoli nel corpo umano	400
Muscolo più largo del corpo umano	Grande gluteo
Muscolo più lungo del corpo umano	Sartorio
Caratteristica più importante dei muscoli	Contrattilità
Tipologia di muscolo più comune nel corpo umano	Muscolo scheletrico
Unità contrattile funzionale del muscolo	Sarcomero
Tendine più lungo del corpo umano	Tendine plantare
Tendine più grande del corpo umano	Tendine di Achille
Muscolo comunemente utilizzato per le iniezioni intramuscolari	Deltoide
Tendine più comunemente soggetto a rottura	Tendine di Achille
Muscolo più differenziato del corpo umano	Muscolo cardiaco
Tutti i muscoli necessitano di stimolazione nervosa per la contrazione, ad eccezione del	Muscolo cardiaco, il quale può contrarsi senza stimolazione nervose (contrazione miogenica)

Capitolo 8
Sistema cardiovascolare

Introduzione

Il sistema cardiovascolare è costituito da cuore e dai vasi sanguigni. Esso è fondamentale per fornire nutrienti a tutto l'organismo e rimuovere i prodotti di scarto dai vari tessuti del corpo.
Il mezzo di trasporto utilizzato è costituito dal sangue che scorre attraverso canali tubolari chiamati vasi sanguigni. Si tratta di un sistema chiuso in cui il sangue in esso contenuto funge da mezzo per il trasporto di vari agenti come sostanze nutritive, ossigeno, anidride carbonica, ecc.
Il cuore pompa il sangue e fornisce la forza principale che fa circolare il sangue, mentre i vasi sanguigni trasportano il sangue a tutti i tessuti del corpo e tornano al cuore. Inoltre, i vasi sanguigni partecipano alla regolazione della pressione sanguigna. I vasi che portano il sangue lontano dal cuore sono detti arterie, mentre i vasi che riportano il sangue al cuore sono detti vene. I vasi microscopici che collegano le arterie e le vene sono chiamati capillari. Questi vasi consentono un facile scambio di nutrienti, metaboliti e gas respiratori.

8.1 Funzioni del sistema cardiovascolare

Le principali funzioni del sistema cardiovascolare possono essere riassunte come segue:

- Trasporto dei nutrienti in diverse parti del corpo;
- Rimozione dei prodotti di scarto del metabolismo da organi e tessuti del corpo;
- Attuazione dello scambio gassoso nei polmoni attraverso l'assunzione di ossigeno e l'eliminazione di anidride carbonica;
- Trasporto degli ormoni e di altre molecole regolatrici dal loro sito di origine ai tessuti bersaglio distanti.
- Supporto alla protezione contro le possibili infezioni mediante i leucociti.

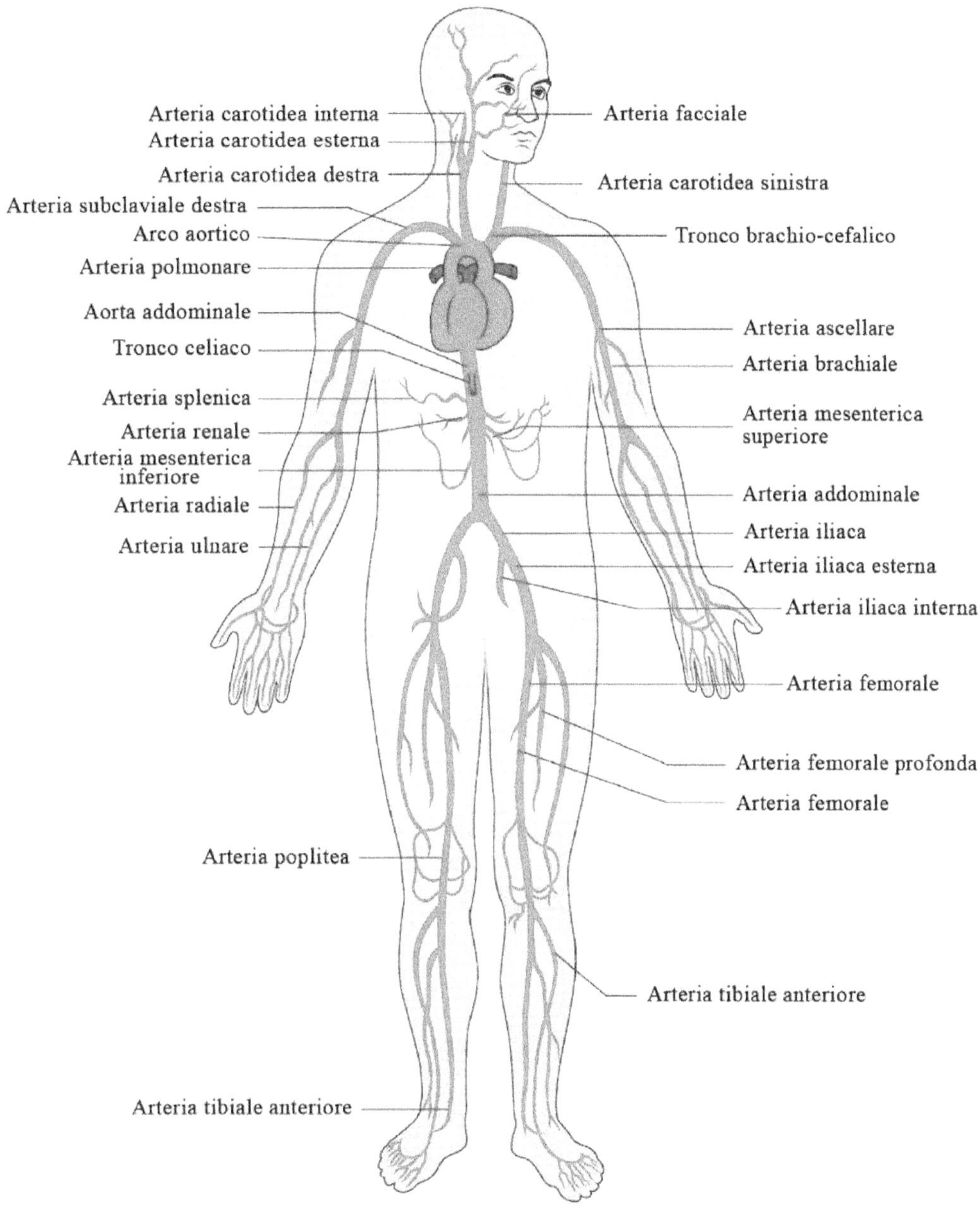
Arteria carotidea interna
Arteria carotidea esterna
Arteria carotidea destra
Arteria subclaviale destra
Arco aortico
Arteria polmonare
Aorta addominale
Tronco celiaco
Arteria splenica
Arteria renale
Arteria mesenterica inferiore
Arteria radiale
Arteria ulnare
Arteria poplitea
Arteria tibiale anteriore
Arteria facciale
Arteria carotidea sinistra
Tronco brachio-cefalico
Arteria ascellare
Arteria brachiale
Arteria mesenterica superiore
Arteria addominale
Arteria iliaca
Arteria iliaca esterna
Arteria iliaca interna
Arteria femorale
Arteria femorale profonda
Arteria femorale
Arteria tibiale anteriore

8.2 Componenti del sistema cardiovascolare

Le tre componenti principali del sistema cardiovascolare sono rappresentate da:
- Sangue
- Cuore
- Vasi sanguigni

8.2.1 Il sangue

Il sangue è un tessuto connettivo altamente specializzato che è costituito da globuli e plasma.

8.2.1.1 Cellule del sangue

Le cellule del sangue possono a loro volta essere suddivise in tre categorie:
- Eritrociti
- Leucociti
- Trombociti (piastrine)

Eritrociti
Gli eritrociti, detti anche globuli rossi, sono cellule caratterizzate da una forma di disco e prive di nuclei e mitocondri. Esse ricevono energia attraverso la respirazione anaerobica e dal trasporto di ossigeno e anidride carbonica.

Leucociti
I leucociti, o globuli bianchi possono essere di due tipi: granulociti o agranulociti. I primi presentano dei granuli nel loro citoplasma, mentre i secondi non presentano granuli.
I granulociti possono essere di tre tipi.
- *Neutrofili*: i loro granuli non hanno affinità né con la colorazione di eosina (da rosa a rosso) né con la colorazione di ematossilina (da blu a viola). Presentano un nucleo multilobato e svolgono un ruolo importante nella fagocitosi di batteri e cellule morte; conferiscono quindi un'immunità naturale (innata). I neutrofili sono i primi ad arrivare in un'area di danneggiamento tissutale.

- *Eosinofili:* i loro granuli si colorano di eosina. Hanno un nucleo bilobato. Svolgono un ruolo nel ridurre la gravità della reazione allergica secernendo istaminasi. Il loro livello nel sangue aumenta nelle reazioni allergiche (eosinofilia).
- *Basofili:* i loro granuli si colorano di blu con l'ematossilina. Rilasciano eparina anticoagulante, istamina e idrossitriptamina. I basofili svolgono un ruolo nell'ipersensibilità immediata (tipo I) e nella reazione (reazioni anafilattiche), causando rinite allergica, asma, orticaria e anafilassi.

Gli agranulociti si suddividono invece in:

- *Monociti*: cellule fagocitiche che rispondono all'infiammazione lasciando che il sangue periferico entri nel tessuto. Essi sono chiamati macrofagi.
- *Linfociti*: sono leggermente più grandi dei globuli rossi e il loro nucleo riempie quasi tutta la cellula. I linfociti sono di due tipi: linfociti B o linfociti T. I primi si differenziano nel midollo osseo. In risposta all'antigene proliferano e producono plasmacellule che secernono immunoglobuline. Le plasmacellule e le immunoglobuline dei linfociti B sono alla base della risposta umorale.
  I linfociti T sono i linfociti che maturano e diventano immunocompetenti nella ghiandola timo per poi entrare nel sangue e raggiungere i linfonodi e la milza.

Focus clinico

Basi dell'immunizzazione: durante lo sviluppo fetale, i linfociti B si differenziano nel midollo osseo. Le cellule mature esprimono degli antigeni specifici sulla superficie cellulare; i linfociti B maturi migrano verso la milza, i linfonodi e il tessuto linfatico dell'intestino e aspettano l'esposizione dell'antigene.

Quando esposti agli antigeni, si differenziano in plasmacellule che producono anticorpi (immunoglobuline). I linfociti B, le plasmacellule e le immunoglobuline insieme costituiscono la risposta umorale.

Le cellule memoria B sono programmate per reagire allo stesso antigene. Dopo la riesposizione a quell'antigene, si ottiene una risposta immunitaria più rapida chiamata risposta immunitaria secondaria. Le immunoglobuline secrete dalle cellule memoria B hanno una maggiore affinità per l'antigene rispetto a quella prodotta durante l'esposizione iniziale. Questa è la base per l'immunizzazione.

Trombociti

I trombociti, o piastrine, rappresentano i frammenti di grandi cellule chiamate megacariociti che si trovano nel midollo osseo. Le piastrine svolgono un ruolo importante nella coagulazione del sangue in quanto costituiscono la maggior parte della massa del coagulo. Le piastrine che si uniscono nel coagulo di sangue rilasciano una sostanza chimica chiamata serotonina, la quale provoca la costrizione dei vasi sanguigni necessaria per ridurre il flusso di sangue all'area lesa.

8.2.1.2 Plasma

Il plasma indica la parte fluida del sangue; il suo 90% è costituito da acqua e il restante da proteine, sali inorganici, lipidi, ecc. Esistono tre gruppi di proteine plasmatiche:

- Albumine
- Globuline
- Fibrinogeno

Le albumine sono prodotte nel fegato e forniscono al sangue la viscosità necessaria per mantenere e regolare la pressione sanguigna. Le globuline sono distinte in alfa globulina, beta globulina e gamma globulina. Le alfa e beta globuline sono sintetizzate all'interno del fegato e trasportano le vitamine liposolubili. Le gamma globuline sono prodotte nel tessuto linfoide e sono chiamate anticorpi, rivestono quindi un ruolo importante nel sistema immunitario.
Il fibrinogeno è sintetizzato nel fegato e svolge un ruolo importante, insieme ai trombociti, nella coagulazione del sangue. Quando il fibrinogeno viene rimosso dal plasma viene chiamato siero.

8.2.2 Il cuore

Il cuore è un organo muscolare cavo costituito da quattro camere e le sue dimensioni sono comparabili ad un pugno chiuso. Si trova nella cavità toracica compreso tra i polmoni; circa due terzi del cuore sono posizionati a sinistra rispetto alla linea mediana, mentre un terzo è posizionato a destra della linea mediana.
Il cuore è racchiuso in una sacca sierosa (pericardio sieroso), che a sua volta è racchiusa in un denso tessuto connettivo fibroso chiamato pericardio fibroso. Il pericardio sieroso è costituito da uno strato viscerale interno e uno strato parietale esterno con una cavità tra i due strati definita cavità pericardica.
Il cuore agisce come una pompa muscolare centrale poiché è in grado di pompare approssimativamente 5 litri di sangue al minuto. È necessario circa un minuto prima che il sangue raggiunga le parti più periferiche e ritorni al cuore. Il peso del cuore è di circa 310 grammi dei soggetti maschili adulti e 255 grammi nei soggetti femminili adulti.

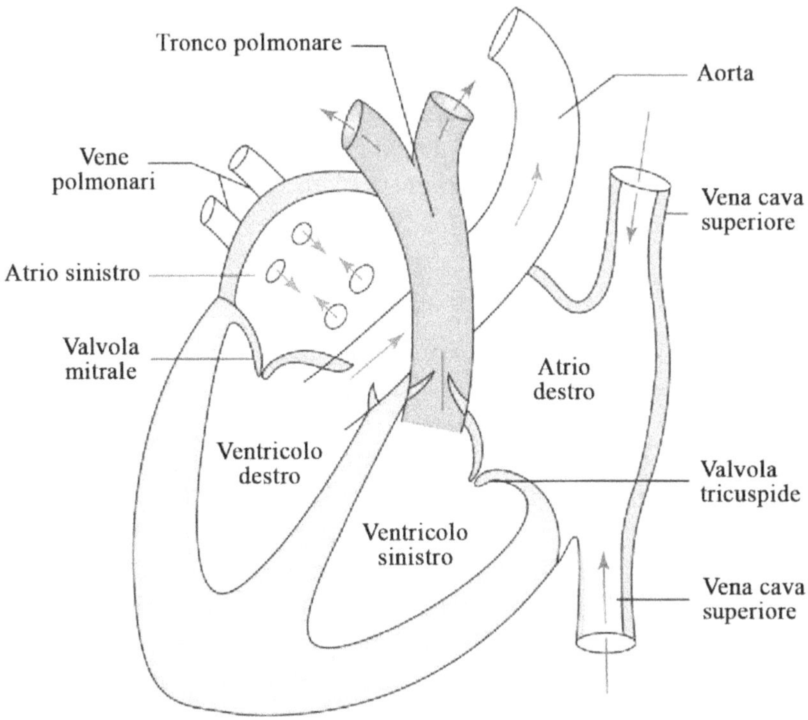

Pareti del cuore
Le pareti cardiache sono costituite da tre strati distinti. Elencati in ordine dal superficiale al più profondo essi sono:

- *Epicardio*, composto dal pericardio viscerale,
- *Miocardio*, rappresentato dal muscolo cardiaco,
- *Endocardio*, costituito d cellule endoteliali. Esso include il rivestimento endoteliale dei vasi sanguigni.

8.2.2.1 Camere del cuore

L'interno del cuore è suddiviso in quattro camere:

- Atrio destro,
- Atrio sinistro,
- Ventricolo destro,
- Ventricolo sinistro.

L'atrio destro e sinistro sono posizionati nella parte superiore, mentre il ventricolo destro e sinistro sono situati nella parte superiore del cuore. Ogni atrio è dotato di un'appendice a forma di orecchio definita auricola. Gli atri sono camere di ricezione mentre i ventricoli sono camere di pompaggio. Gli atri sono separati l'uno dall'altro dal setto interatriale, i ventricoli sono separati l'uno dall'altro dal setto interventricolare.

8.2.2.2 Base del cuore

La base del cuore è situata in posizione supina di fronte alle quattro vertebre toraciche centrali, ovvero da T5 a T8. La base è formata per un terzo destro dall'atrio destro e per due terzi dall'atrio sinistro.
L'atrio destro riceve il sangue deossigenato dalla circolazione sistemica attraverso la vena cava superiore e inferiore. Il sangue dall'atrio destro passa nel ventricolo destro attraverso la valvola triculare atrio-venosa destra, detta valvola tricuspide. L'atrio sinistro riceve il sangue ossigenato dalla circolazione polmonare attraverso quattro vene polmonari. Il sangue dall'atrio sinistro passa nel ventricolo sinistro attraverso la valvola atrio-ventricolare sinistra, chiamata valvola mitrale o valvola bicuspide.
Il ventricolo destro si contrae per pompare il sangue nei polmoni attraverso il tronco polmonare e le arterie polmonari. Il ventricolo sinistro si contrae per pompare il sangue nel resto del corpo attraverso l'aorta e i suoi rami.

8.2.2.3 Apice del cuore

L'apice del cuore rappresenta l'estremità inferiore e posteriore a forma di cono formata nella parte conclusiva del ventricolo sinistro.

8.2.2.4 Funzioni del cuore

Le funzioni del cuore è principalmente quella di doppia pompa:

- La metà destra del cuore riceve sangue deossigenato, ovvero sangue povero di ossigeno, e lo pompa ai polmoni attraverso il tronco polmonare e le arterie polmonari.
- La metà sinistra del cuore riceve sangue ossigenato, cioè sangue ricco di ossigeno, dai polmoni e lo pompa al resto del corpo attraverso l'aorta ei suoi rami.

Ne consegue che il cuore regola due circuiti del flusso sanguigno: polmonare e sistemico.

8.2.2.5 Battito apicale

Quando il cuore si contrae la spinta del cuore è percepibile nel precordio sinistro. La spinta esterna e inferiore che è possibile sentire con la mano nella parte anteriore della metà sinistra del torace è chiamata battito apicale. Negli adulti, è percepibile nel quinto spazio intercostale sinistro; nei bambini, è percepibile nel secondo o terzo spazio intercostale sinistro.
In media il cuore batte circa 70 volte al minuto negli individui di sesso maschile e 75 volte al minuto negli individui di sesso femminile
I range di battito apicale considerati normali sono i seguenti:

- Nei neonati: 130-150/min
- Nei bambini: 100-130/min
- Negli adulti: 60-90/min

8.2.2.6 Fornitura arteriosa

Il cuore riceve sangue arterioso dall'arteria coronaria sinistra e destra, le quali derivano dall'aorta ascendente immediatamente sopra l'orifizio aortico del cuore.
Le arterie coronarie ricevono circa il 5% del sangue che viene pompato dal corpo umano.
Sebbene il cuore sia un organo di piccole dimensioni, l'apporto sanguigno evidenzia la fondamentale rilevanza di questo organo.
Le arterie coronarie sono uniche in quanto che si riempiono durante la diastole.

Focus clinico

Angina pectoris: nella situazione in cui le arterie coronarie si restringono, avviene una riduzione dell'apporto di sangue e ossigeno al muscolo cardiaco. Ne consegue che l'individuo avvertirà dolore al precordio sinistro, al lato mediano del braccio e dell'avambraccio. Il dolore si verifica in genere durante lo sforzo ed è alleviato dal riposo. Questa condizione clinica è chiamata angina pectoris.

Infarto miocardico: quando le coronarie sono ostruite si verifica un'ischemia miocardica che porta alla necrosi cellulare. Tale condizione è definita infarto miocardico. Di solito si verifica a riposo e il dolore dura più di 10 minuti.

Infarto: questa condizione clinica rappresenta una delle cause di morte più comuni al giorno d'oggi. Il rischio di infarto può essere ridotto al minimo evitando sovrappeso, fumo, pressione alta (ipertensione), seguendo una dieta a basso contenuto di colesterolo e svolgendo regolare attività fisica.

8.2.2.7 Drenaggio venoso

Il sangue venoso viene drenato dal cuore nel seno coronarico attraverso le vene cardiache grandi, medie e piccole, la vena posteriore del ventricolo sinistro, la vena obliqua dell'atrio sinistro e la vena marginale destra. Il seno coronarico a sua volta si apre nell'atrio destro. Le altre piccole vene, chiamate anche vene minime di Tebesio, drenano direttamente nelle camere del cuore.

8.2.2.8 Terminazioni nervose

Il cuore è fornito da fibre simpatiche e parasimpatiche. La stimolazione delle fibre simpatiche provoca un aumento della frequenza cardiaca e la forza di contrazione della frequenza cardiaca.

La stimolazione delle fibre parasimpatiche (nervo vago) provoca una diminuzione della frequenza cardiaca e della forza di contrazione del cuore.

Tutti i vasi cardiaci della catena simpatica e del nervo vago contengono fibre sensoriali e motorie, ad eccezione del vaso cardiaco del ganglio cervicale superiore del simpatico il quale contiene solamente i nervi motori postgangliari.

8.2.2.9 Sistema di conduzione del cuore

Il muscolo cardiaco è in grado di essere stimolato in modo automatico dal proprio sistema di pompaggio formato da fibre cardiache specializzate nell'avvio e nella conduzione dell'impulso cardiaco. Questo fenomeno è noto come automatismo cardiaco.
L'automatismo del cuore è ulteriormente regolato dagli impulsi nervosi del cervello o dei metaboliti e ormoni in circolo nell'organismo, i quali possono aumentare o diminuire il battito cardiaco.
Il sistema di conduzione del cuore è costituito dai seguenti componenti:

- Nodo senoatriale (SA): si trova nell'atrio destro nella parte superiore del solco terminale. Avvia gli impulsi cardiaci, per questo motivo è definito il pacemaker del cuore.
- Nodo atrioventricolare (AV): si trova nella parte inferiore del setto interatriale. Genera anch'esso impulsi ma a una velocità inferiore rispetto al nodo senoatriale.
- Fascio atrioventricolare: connette la muscolatura atriale e ventricolare.
- Fascio di Paladino-His: conduce l'impulso elettrico dal nodo atrioventricolare ai ventricoli.
- Sistema ventricolare di Purkinje: rappresentano i rami terminali dei rami del fascio.

Il muscolo cardiaco può contrarsi anche senza stimolo nervoso (contrazione miogenica) a differenza di altri muscoli del corpo necessitano dello stimolo nervoso per la contrazione.

8.2.3 Vasi sanguigni

I vasi sanguigni formano un articolato sistema chiuso di tubi all'interno del quale il sangue è trasportato dal cuore ai tessuti dell'organismo e successivamente ricondotto al cuore.
I vasi sanguigni includono:

- Arterie
- Vene
- Capillari

Le arterie sono tubi caratterizzati da spesse pareti che portano il sangue lontano dal cuore. Il sangue che esce dal cuore scorre attraverso vasi sanguigni di diametro progressivamente più piccolo chiamati arterie e arteriole.

Le vene sono costituite da tubi con una parete sottile il cui compito consiste nel trasportare il sangue dai tessuti di diverse parti del corpo al cuore. Il sangue che ritorna al cuore passa attraverso vasi sanguigni di diametro progressivamente maggiore, detti vene e venule. Infine, i capillari rappresentano i vasi sanguigni microscopici che collegano arteriole e venule.
Fatta eccezione per capillari e venule, le pareti dei vasi sanguigni sono costituite da tre strati.

8.2.3.1 Classificazione dei vasi sanguigni

Seguendo un approccio funzionale i vasi sanguigni possono essere classificati in cinque gruppi:

- *Vasi ematici di conduzione*, ovvero le arterie più grandi;
- *Vasi ematici di distribuzione,* ovvero le arterie più piccole;
- *Vasi ematici di scambio*, ovvero i capillari, le venule postcapillari e sinusoidi;
- *Vasi ematici di raccolta*, ovvero grandi venule e vene;
- *Vasi ematici di resistenza*, ovvero arteriole.

8.2.3.2 Le arterie

Le caratteristiche più importanti delle arterie sono le seguenti:

- Si tratta di vasi dalle pareti spesse che trasportano il sangue dal cuore ai capillari;
- Sono spesso accompagnati da vene e terminazioni nervose, questi tre elementi insieme formano il fascio neurovascolare;
- Il loro lume è più piccolo di quello delle deve che le accompagnano;
- Esse non presentano valvole nel lume.
- Si dividono ripetutamente, come i rami di un albero, e gradualmente diventano di dimensioni sempre più piccole.

Struttura microscopica delle arterie

La parete arteriosa è composta da tre strati. Seguendo un ordine dall'interno verso l'esterno, essi sono identificabili in:

- Tonaca intima

- Tonaca media
- Tonaca avventizia

La tonaca intima è costituita da endotelio formato da cellule piatte tese e lamina basale. Esternamente l'endotelio è sostenuto da tessuto connettivo lasso subendoteliale e da una membrana di tessuto elastico chiamata lamina elastica interna.
La tunica media rappresenta lo strato più spesso ed è costituita da strati alternati di fibre muscolari lisce e fibre elastiche disposte circolarmente. La tunica media è delimitata esternamente da una membrana di tessuto elastico detta lamina elastica esterna.
La tunica avventizia sebbene sia piuttosto sottile rappresenta lo strato più resistente. Essa è costituita da fibre di tessuto connettivo disposte longitudinalmente e si fonde con la guaina perivascolare.

Focus clinico
Arteriosclerosi: rappresenta un disturbo degenerativo generalizzato delle arterie. In genere si verifica una lenta perdita di elasticità e un ispessimento della tonaca intima a causa dell'aumento del collagene e dell'accumulo di lipidi. Tale processo causa un restringimento diffuso del lume dei vasi sanguigni, provocando ischemia del tessuto fornito dalle arterie colpite. Nell'arto inferiore, si vede nella forma di claudicatio intermittente caratterizzato da dolore, debolezza muscolare soprattutto durante la deambulazione che viene alleviata quasi immediatamente dal riposo. Nel cervello, è visto sotto forma di diminuzione della funzione mentale.

Aterosclerosi: si tratta di un'arteriosclerosi in cui placche di lipidi, tessuto fibroso e macrofagi chiamati ateroma si accumulano nella tonaca intima. Essi rendono la superficie luminale dell'arteria irregolare, aumentando la probabilità di formazione di un coagulo di sangue chiamato trombo, il quale può occludere il lume. Per esempio, se si verifica nell'arteria coronaria, tale condizione può portare a infarto del miocardio.

Embolo: si tratta di un trombo che si è staccato dalla parete del vaso sanguigno e si muove nel flusso sanguigno. Sia il trombo che l'embolo possono occludere il flusso. Un embolo depositato nell'arteria coronaria (embolia coronarica) è chiamato trombo coronarico, se presente in un vaso sanguigno del polmone è chiamato trombo polmonare. Quando presente in un vaso sanguigno del cervello è chiamato trombo cerebrale.

Classificazione delle arterie

Da un punto di vista funzionale le arterie vengono classificate in tre gruppi:

- Arterie elastiche

- Arterie muscolari
- Arteriole

Le arterie elastiche sono grandi arterie che originano dal cuore e dai vasi principali, ne sono esempi l'aorta, la carotide e l'arteria succlavia. Sono chiamate arterie elastiche in quanto la tonaca media di queste arterie è costituita prevalentemente da fibre elastiche. Sono inoltre chiamate vasi di conduzione poiché la loro funzione principale è quella di condurre il sangue dal cuore alle arterie.
Le arterie muscolari sono arterie di medie dimensioni che forniscono i singoli organi e le specifiche parti degli arti. Ne sono esempio l'arteria testicolare, uterina, radiale, tibiale posteriore e anteriore. Si tratta di arterie in cui il materiale elastico è inferiore rispetto alle arterie elastiche e il tessuto muscolare diventa il principale costituente della tonaca media (circa il 75%). Questi vasi sanguigni sono anche detti vasi di distribuzione poiché regolano il flusso di sangue a un organo o regione; la muscolatura liscia della tonaca media può alterare le dimensioni del suo lume per contrazione o rilassamento.
Le arteriole sono divisioni più piccole delle arterie muscolari con un diametro uguale o inferiore a 100 mm. Il loro lume stretto è circondato da abbondante tessuto muscolare. Sono la principale fonte di resistenza periferica al flusso sanguigno, per tale ragione sono anche chiamati vasi di resistenza. Svolgono un ruolo importante nella regolazione della pressione diastolica. Quando le arteriole si dividono progressivamente in vasi più piccoli le loro pareti si assottigliano fino a formare arteriole terminali e metarteriole.
Le grandi arteriole presentano tutti i tre strati, mentre le arteriole terminali (15-20 mm di diametro) sono prive di lamina elastica interna e presentano un rivestimento continuo di muscoli e cellule disposte in uno o due strati.
Nelle metarteriole la muscolatura liscia è sostituita da cellule discontinue non contrattili chiamate periciti. Le metarteriole terminano in capillari. In alcuni letti vascolari, la metarteriola è direttamente collegata con una venula attraverso un canale di passaggio. I capillari hanno origine sotto forma di rami laterali del canale di passaggio per formare la rete capillare. L'ingresso del sangue attraverso i capillari è regolato dagli sfinteri precapillari.

Afflusso sanguigno nelle arterie

La tonaca avventizia e i due terzi esterni della tonaca media sono forniti dal vasa vasorum, vasi nutritivi che forniscono solo le grandi arterie e alcune arterie di medie dimensioni. Essi formano un denso plesso capillare nella tonaca avventizia e possono penetrare fino al centro della tonaca media.

La tonaca intima e un terzo interno della tonaca media sono invece forniti dal sangue luminale attraverso la diffusione.
Le piccole vene che accompagnano le arterie drenano il sangue dalla parete dell'arteria. Sono infine presenti linfonodi nella tonaca avventizia.

Terminazioni nervose nelle arterie

Le arterie sono perlopiù fornite da fibre nervose simpatiche non mielinizzate chiamati nervi vasorum. Generalmente le fibre simpatiche che forniscono le arterie causano vasocostrizione, ovvero costrizione della muscolatura liscia nella parete delle arterie. Fanno eccezione cuore, cervello e muscoli scheletrici, dove esse provocano vasodilatazione.
Alcune fibre simpatiche mielinizzate forniscono anche le arterie, si ritiene che siano di natura sensoriale.

Pressione arteriosa

La forza esercitata dal sangue contro la parete dei vasi sanguigni è chiamata pressione sanguigna. La pressione sanguigna normale di un adulto è di circa 120/80 mmHg (120 indica la pressione sistolica e 80 indica la pressione diastolica).
La pressione sistolica è dovuta alla contrazione del cuore durante la sistole ventricolare, mentre la pressione diastolica è dovuta alla contrazione della muscolatura liscia della parete dell'arteria.

8.2.3.3 Le vene

Le caratteristiche principali delle vene possono essere riassunte come segue:

- Sono vasi sanguigni dalle pareti sottili che trasportano il sangue dai capillari al cuore.
- Le vene grandi sono formate dall'unione di vene più piccole, come affluenti di un fiume.
- Presentano un lume più grande rispetto alle arterie e una minore quantità di tessuto muscolare ed elastico nelle loro pareti.
- l loro lume è spesso dotato di valvole che mantengono il flusso del sangue unidirezionale, anche contro la gravità.

Struttura generale delle vene

Le caratteristiche strutturali generali delle vene sono simili a quelle delle arterie in quanto anche la loro parete è costituita da tre strati. La tunica avventizia rappresenta lo strato più spesso e meglio sviluppato. Essa contiene collagene, fibre elastiche e muscolari. Al contrario la tonaca media è poco sviluppata. Infine nella tonaca intima è assente la lamina elastica interna.
Di seguito una tabella che riassume le principali differenze tra arterie e vene:

Arterie	Vene
Pareti spesse	Pareti sottili
Più muscolari	Meno muscolari
Più elastiche	Meno elastiche
Lume più piccolo	Lume più grande
Tonaca media più spessa rispetto alla tonaca avventizia	Tonaca media più sottile rispetto alla tonaca avventizia
Assenza di valvole nel lume	Presenza di valvole nel lume

Classificazione delle vene

Le vene sono generalmente classificate in tre gruppi:

- Vene di grandi dimensioni
- Vene di medie dimensioni
- Vene di piccole dimensioni (chiamate anche venule)

Nelle grandi vene sono presenti tutti e tre gli strati di parete, ovvero tonaca intima, tonaca media e tunica avventizia, e sono ben differenziati tra loro. La tunica avventizia è sempre più spessa della tunica media. Le pareti delle grandi vene hanno del tessuto elastico capace di resistere alla pressione della sistole atriale destra.

Le vene di medie dimensioni nella loro parete sono dotate di tutti e tre gli strati. Ciò nonostante, nelle vene di dimensioni decrescenti, diventa gradualmente difficile distinguere i tre strati.
Le piccole vene o venule possono essere suddivise in venule postcapillari e venule muscolari. Le venule postcapillari rappresentano le vene più piccole che ricevono sangue dai capillari; le loro pareti sono costitute di endotelio e sono dotate di una permeabilità speciale. Le venule muscolari devono il loro nome alla presenza di uno o due strati di cellule muscolari lisce nella parte esterna dell'endotelio.

Valvole venose

Il rivestimento interno della maggior parte delle vene di medie e piccole dimensioni è costituito da delicate pieghe semilunari chiamate cuspidi. Insieme alla parete della vena ogni cuspide forma una tasca o seno sporgente. Le cuspidi sono disposte a coppie una di fronte all'altra per formare delle valvole che si aprono in una sola direzione, ovvero verso il cuore.

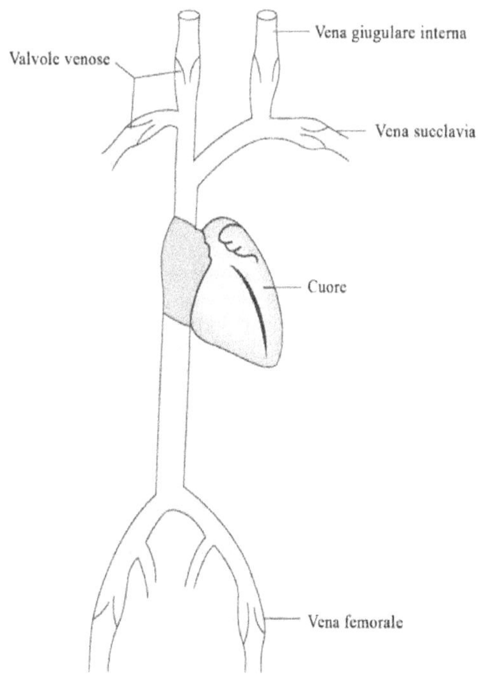

Le valvole presenti vicino alla terminazione delle vene giugulari, succlavie e femorali interne impediscono al sangue venoso di essere respinto nella testa, nel collo e negli arti durante l'aumento della pressione intratoracica (ad esempio durante l'inspirazione profonda) e durante l'aumento della pressione intraddominale (ad esempio durante la defecazione).
Le vene che non hanno valvole nel loro lume sono le seguenti:

- Vena cava superiore
- Vena cava inferiore
- Vene epatiche
- Vene renali
- Vene uterine
- Vene ovariche

- Vene facciali
- Vene polmonari
- Vene ombelicali
- Vene emissarie
- Vene portali
- Vene con diametro inferiore a 2 mm

Le vene che non presentano tessuto muscolare nella loro parete sono le seguenti:

- Seni venosi durali
- Vene piali
- Vene retiniche
- Vene del tessuto erettile del pene
- Vene dell'osso spugnoso

Afflusso sanguigno nelle vene

Le vene più grandi simili ad arterie sono fornite dai vasi sanguigni nutritivi appartenenti al basa vasorum. Nelle vene essi sono in grado di penetrare fino alla tonaca intima.

Terminazioni nervose nelle vene

L'apporto nervoso è identico a quello presente nelle arterie, sebbene le fibre nervose che innervano le vene siano presenti in numeri minori rispetto alle arterie.

8.2.3.4 Capillari

I capillari sono vasi microscopici sottili con pareti altrettanto sottili; sono rivestiti di endotelio e collegano arteriole e venule. Nel corpo umano vi sono oltre 40 miliardi di capillari con un'ampia rete di vasi sanguigni in quasi ogni tessuto dell'organismo. Il diametro medio del capillare è compreso tra 6 e 8 mm. Poiché il diametro degli eritrociti è di circa 7 mm, può passare solamente un eritrocita alla volta pertanto i globuli rossi passano attraverso un capillare in una sorta di fila indiana.
A differenza dei vasi del sistema arterioso e venoso, le pareti dei capillari sono costituite da un solo strato cellulare di epitelio squamoso chiamato endotelio.

Il flusso di sangue attraverso i capillari è chiamato microcircolazione.

Classificazione dei capillari

In base alla natura del rivestimento endoteliale i capillari possono essere classificati in due categorie:

- Capillari continui
- Capillari fenestrati

Nei capillari continui le cellule endoteliali formano un cilindro continuo in cui le cellule sono tenute insieme da giunzioni strette. La caratteristica principale dei capillari continui sono le vescicole (pinocitosi) nelle cellule endoteliali. Ciò indica che il trasporto di materiale avviene attraverso il citoplasma delle cellule endoteliali e può spiegare la natura selettiva del trasporto.
Tali capillari si trovano nella pelle, nei muscoli, nei polmoni e nel cervello.
I capillari fenestrati sono caratterizzati da ampi pori tra le cellule endoteliali. Tali pori sono chiusi da uno strato di mucoproteina chiamato diaframma. La diffusione della sostanza avviene attraverso questi diaframmi. I capillari fenestrati si trovano nel pancreas, nelle ghiandole endocrine, nei villi intestinali, nel plesso coroideo, nei processi ciliari dell'occhio, ecc.

8.2.3.5 Sinusoidi

Le sinusoidi rappresentano grandi spazi vascolari irregolari che connettono l'arteriola con la venula o venula con venula. Sostituiscono i capillari in alcuni organi quali fegato, milza, midollo osseo, ghiandole surrenali, paratiroidi, ecc.
Il lume delle sinusoidi è irregolare e largo (circa 30 a 40 mm di diametro). Le pareti delle sinusoidi sono sottili e costituite da cellule endoteliali con grandi pori o fessure non chiuse da diaframmi. La parete della sinusoide può essere incompleta e contenere cellule fagocitiche. Le sinusoidi nel fegato, per esempio, contengono cellule di Kupffer le quali rimuovono i batteri e altre particelle estranee dal sangue. Le sinusoidi sono strettamente circondate dal parenchima dell'organo.
A causa del loro lume irregolare, il flusso sanguigno è piuttosto lento nei sinusoidi. Ciò consente un tempo sufficiente per lo scambio di sostanze tra sangue e fluido tissutale.

Caratteristiche	Capillari	Sinusoidi
Lume	- Più piccolo (5-8 mm) - Regolare	- Più grande (30-40 mm) - Irregolare
Parete	- Costituita di cellule endoteliali - Continua o fenestrata con piccoli pori chiusi da diaframmi	- Costituita di cellule endoteliali e possibili fagociti - Fenestrata con ampi pori o incompleta
Locazione	- Collega arteriole con venule	- Collega arteriole con venule - Collega venule con venule

8.3 Circolazione sanguigna

Il sangue circola attraverso il corpo per fornire cibo e ossigeno a trilioni di cellule viventi nel corpo. Allo stesso tempo rimuove i prodotti di scarto del loro metabolismo.
La circolazione sanguigna nel corpo può essere classificata nei seguenti tre gruppi:

- Circolazione polmonare
  Il sangue deossigenato entra nell'atrio destro e passa nel ventricolo destro, il quale lo pompa attraverso il tronco polmonare e le arterie polmonari ai capillari dei polmoni dove viene ossigenato. Infine, attraverso le vene polmonari, ritorna nell'atrio sinistro.

- Circolazione sistemica
  Il sangue ossigenato dall'atrio sinistro passa al ventricolo sinistro. Quest'ultimo lo pompa attraverso l'aorta e i suoi rami ai capillari del resto del corpo. I capillari si uniscono per formare vene che diventano sempre più grandi fino a quando le vene cave superiori e inferiori e le vene cardiache restituiscono il sangue deossigenato nell'atrio destro.

L'atrio destro riceve la stessa quantità di sangue deossigenato che è stato pompato dal ventricolo sinistro e alla stessa velocità.

- Circolazione portale

Di fatto fa parte della circolazione sistemica. Inizia con i capillari e finisce con i capillari, ovvero il sangue passa attraverso due serie di capillari prima di drenare nella vena sistemica. I vasi porta sono i vasi che collegano due gruppi di capillari alle loro due estremità. Il vaso sanguigno che drena la prima rete capillare è noto come vaso porta, esso si ramifica come un'arteria per formare il secondo gruppo di capillari o sinusoidi.

Tale tipo di circolazione è osservabile nel fegato (circolazione epatica), ipofisi cerebrale (circolazione ipotalamo-ipofisaria) e rene (circolazione renale).

Il sistema portale epatico si occupa principalmente del trasporto al fegato dei nutrienti assorbiti dal cibo e del loro conseguente metabolismo. Il sistema portale ipotalamo-ipofisario si occupa di regolare le attività degli ormoni prodotti dall'ipofisi e distribuire le secrezioni ai tessuti bersaglio. Infine, il sistema portale renale ha il compito di supportare il riassorbimento di alcuni di alcuni costituenti essenziali del sangue.

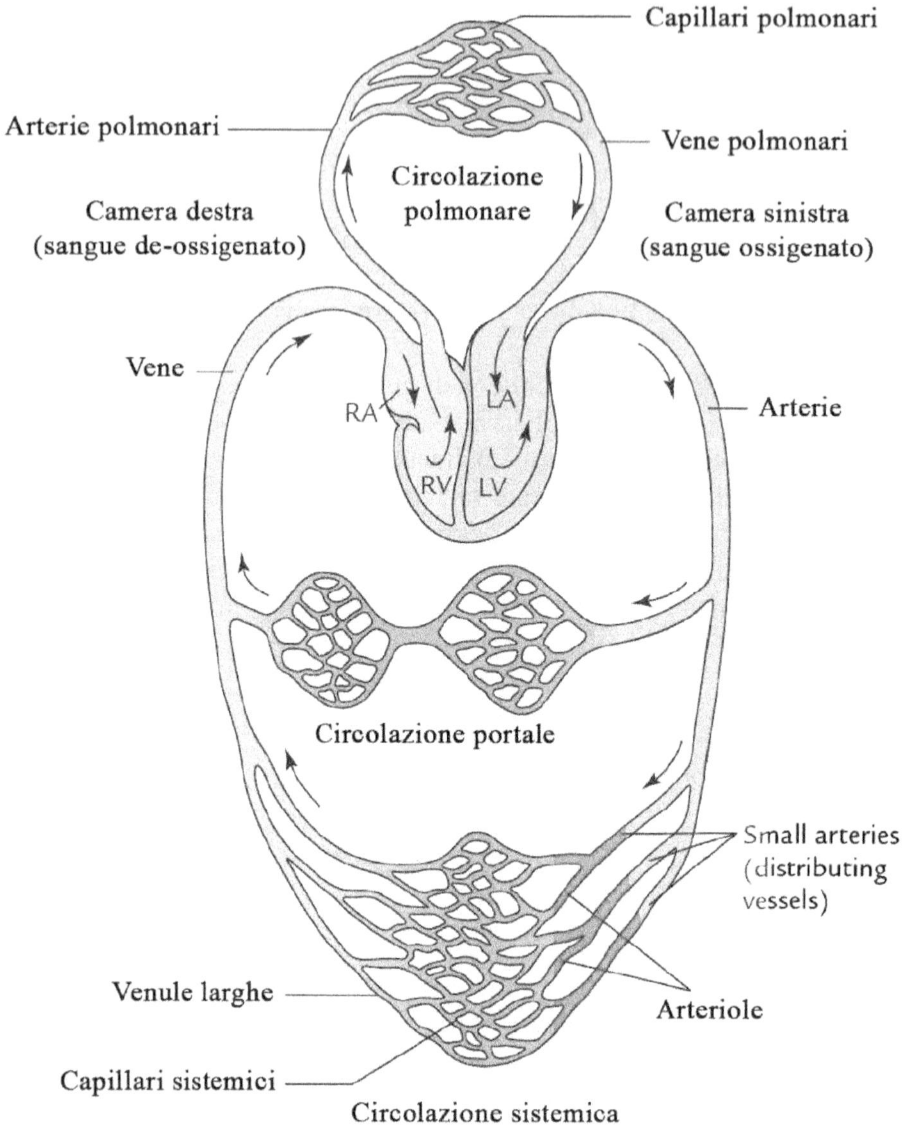
Capillari polmonari
Arterie polmonari
Vene polmonari
Circolazione polmonare
Camera destra (sangue de-ossigenato)
Camera sinistra (sangue ossigenato)
Vene
RA
LA
RV
LV
Arterie
Circolazione portale
Small arteries (distributing vessels)
Venule larghe
Arteriole
Capillari sistemici
Circolazione sistemica

Informazioni chiave

Primo organo del corpo umano che inizia a funzionare	Cuore
Arteria più grande del corpo	Aorta
Vena più grande del corpo	Vena cava inferiore
Arteria usata più comunemente per misurare la pressione sanguigna	Arteria brachiale
Pulsazione più affidabile del corpo umano	Pulsazione della carotide
Quantità totale di sangue presente nel sistema cardiovascolare	5 litri
Leucociti più presenti nella circolazione periferica	Neutrofili
Tutte le cellule del sangue sono dotate di nucleo ad eccezione di:	Globuli rossi maturi
Tutte le arterie del corpo contengono sangue ossigenato ad eccezione di:	Arterie polmonari
Tutte le vene del corpo contengono sangue deossigenato ad eccezione di:	Vene polmonari
Tutte le arterie del corpo si riempiono durante la sistole, ad eccezione di:	Arterie coronariche le quali sono riempite durante la diastole
Vasi sanguigni responsabili della resistenza vascolare	Arteriole

Test di autovalutazione

1. Quale delle seguenti arterie non rappresenta un esempio di arteria elastica?
   (a) Aorta
   (b) Arteria carotidea
   (c) Arteria succlavia
   (d) Arteria radiale

2. Tutte le vene riportate di seguito non sono dotate di valvole, eccetto una:
   (a) Vena cava inferiore
   (b) Vene piali
   (c) Vene emissarie
   (d) Vene con diametro inferiore a 2 mm.

3. Quale delle seguenti caratteristiche non è riconducibile alle vene?
   (a) Pareti sottili
   (b) Tonaca avventizia sottile
   (c) Tonaca media sottile
   (d) Lume più grande

4. Quale delle seguenti arterie sono riempite principalmente durante la diastoli?
   (a) Arterie carotidee
   (b) Arterie epatiche
   (c) Arterie coronariche
   (d) Arterie renali

5. Quale dei seguenti non è un esempio di circolazione portale?
   (a) Circolazione polmonare
   (b) Circolazione epatica
   (c) Circolazione renale
   (d) Circolazione nell'ipofisi cerebrale

6. I capillari fenestrati si trovano in tutte le regioni riportate di seguito, eccetto una:
   (a) Pancreas
   (b) Polmoni
   (c) Villi intestinali
   (d) Processi ciliari dell'occhio

7. L'apporto nervoso alle arterie deriva soprattutto da:
   (a) Fibre nervose simpatiche mielinizzate
   (b) Fibre nervose simpatiche non mielinizzate
   (c) Fibre nervose parasimpatiche mielinizzate
   (d) Fibre nervose parasimpatiche non mielinizzate

8. Quali cellule compongono il sangue?

____
____
____
____
____
____

9. Cos'è il sistema di conduzione del cuore? Come è strutturato?

____
____
____
____
____
____

10. Qual è la differenza tra circolazione sistemica, portale e polmonare?

____
____
____
____
____
____

Risposte: 1-d, 2-b, 3-b, 4-c, 5-a, 6-b, 7-b.

Capitolo 9
Sistema linfatico

Introduzione

Il sistema linfatico è costituito da un'estesa rete di vasi linfatici e linfonodi attraverso i quali circola la linfa; il suo compito principale consiste nel difendere il corpo da batteri, virus e altri agenti nocivi. In linea generale, il sistema linfatico può essere definito come un sistema di drenaggio accessorio del sistema venoso.
La maggior parte del fluido tissutale formato alle estremità arteriose dei capillari viene riassorbito nel sangue dalle estremità venose, il liquido tissutale rimanente viene assorbito dai capillari linfatici che si trovano negli spazi dei tessuti e viene così reinserito nel sangue.
Oltre ai vasi linfatici e ai linfonodi, il sistema linfatico è costituito da una grande quantità di tessuto linfatico presente nell'organismo in diverse forme.

Le funzioni del sistema linfatico possono essere riassunte come segue:

- Drenaggio del fluido tissutale in eccesso nel sistema venoso, ovvero il fluido tissutale che non potrebbe essere drenato dal sistema venoso;
- Assorbimento del grasso dall'intestino e conseguente trasporto nel sangue;
- Supporto nel fornire difese immunologiche contro gli agenti patogeni.

9.1 Componenti del sistema linfatico

Il sistema linfatico è costituito da:

- Linfa
- Capillari linfatici
- Vasi linfatici
- Organi linfoidi (linfonodi, milza, timo)

- Sistema epitelio-linfoide
- Midollo osseo

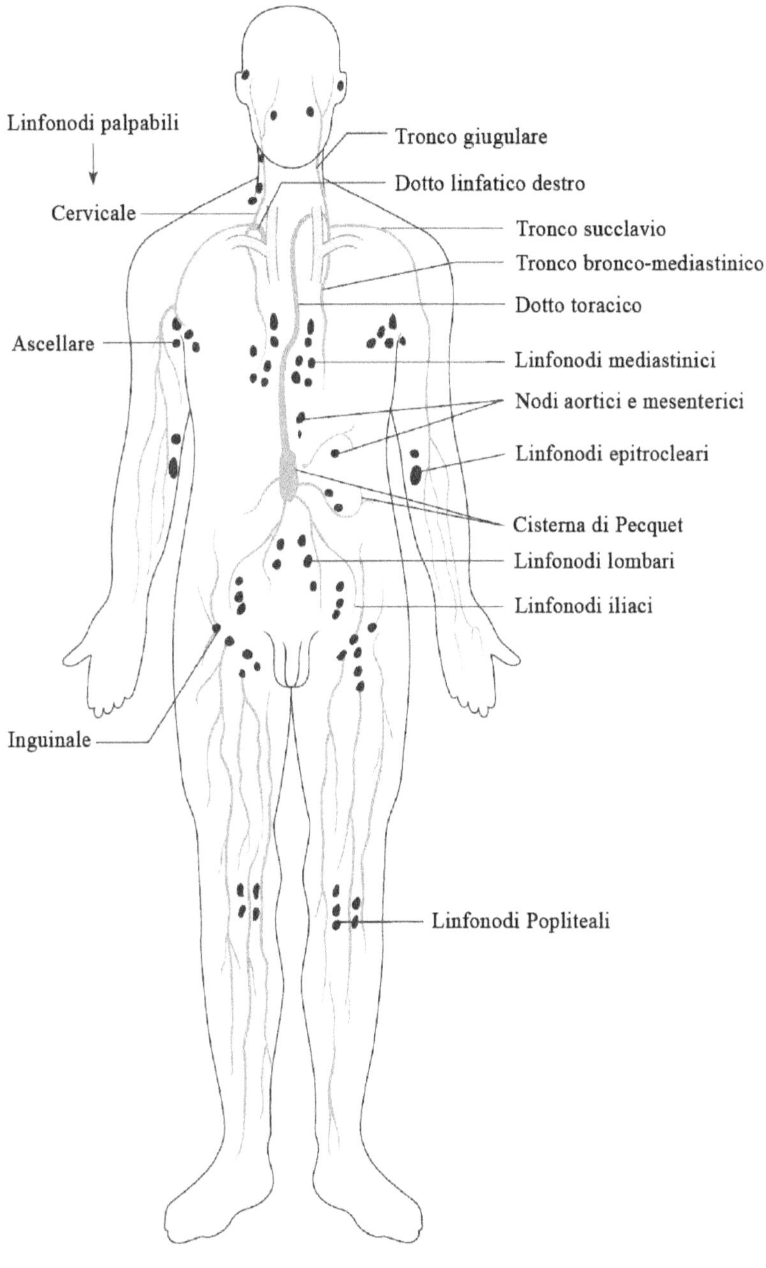

9.1.1 Linfa

Il fluido tissutale che accede ai capillari linfatici è definito linfa. Generalmente si tratta di un fluido acquoso limpido simile nella composizione al plasma, con l'importante eccezione delle proteine plasmatiche. Tuttavia la linfa dell'intestino tenue è di colore bianco latte, denominata chilo, in quanto contiene grandi goccioline di grasso assorbito dall'intestino.
La linfa trasporta le proteine plasmatiche che fuoriescono dai capillari nel flusso sanguigno. Trasporta inoltre le particelle più grandi, quali batteri e detriti cellulari, che vengono poi filtrate e distrutte dai linfonodi. Pertanto la linfa contiene linfociti, macromolecole di proteine, goccioline di grasso e particolari particelle come particelle di carbonio o batteri.

Focus clinico
Linfedema: *ogni giorno circa 30 litri di fluidi scorrono dalle arterie alle estremità dei capillari nello* spazio intercellulare. Di questi, circa 27 litri di liquido sono costituiti da micromolecole che vengono assorbite dalle estremità venose dei capillari. I restanti 3 litri di liquido costituito da macromolecole di proteine, goccioline di grasso e particelle particolari vengono assorbiti dai capillari linfatici. Per questo motivo il sistema linfatico è considerato. Quando il liquido non viene drenato dal sistema linfatico il suo accumulo provoca edema (gonfiore).

9.1.2 Capillari linfatici

I capillari linfatici sono microscopici vasi linfatici che hanno origine negli spazi intercellulari della maggior parte dei tessuti dell'organismo, in cui essi formano una vasta rete negli spazi intercellulari.
Le pareti dei capillari linfatici, così come quelle dei capillari sanguigni, sono costituite da un singolo strato di cellule endoteliali ma sono più permeabili al fluido tissutale poiché esso è ricco di grandi molecole come proteine, particelle e materiale colloidale.
I capillari linfatici differiscono dai capillari sanguigni nei seguenti aspetti:

- Hanno origine negli spazi intercellulari,
- Presentano un lume più grande e meno regolare,
- Sono permeabili a molecole più grandi, quindi sono in grado di assorbire il fluido tissutale contenente particelle e materiale colloidale.

9.1.3 Vasi linfatici

I capillari linfatici si uniscono per formare i vasi linfatici. Questi ultimi sono vasi caratterizzati da una parete sottile di diametro compreso tra 0,5 e 1,0 mm e presentano un aspetto simile a quello di perline a causa della presenza di numerose valvole all'interno del loro lume.

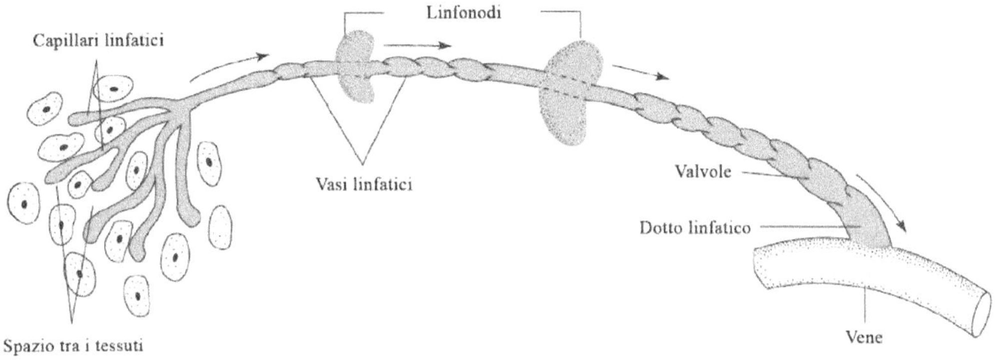

Nei vasi linfatici il flusso della linfa è unidirezionale e, grazie alla presenza delle valvole, si dirige verso le grandi vene alla radice del collo. I vasi linfatici attraversano una serie di linfonodi prima che la linfa venga drenata nel sistema venoso. I linfonodi filtrano la linfa per renderla libera da agenti patogeni e agenti nocivi. Per tale ragione, una volta formati i vasi, essi convergono in un linfonodo: la linfa passa attraverso il primo linfonodo e lo lascia attraverso un altro vaso linfatico che a sua volta entrerà in un altro linfonodo. Il processo viene ripetuto fino a raggiungere la destinazione finale.
I vasi linfatici più piccoli si fondono per formare vasi linfatici progressivamente più grandi chiamati dotti linfatici, i quali si svuotano nelle vene succlavie.

9.1.3.1 I dotti linfatici

Esistono due gruppi principali di dotti linfatici:

- Dotto toracico
- Dotto linfatico destro

Il dotto toracico rappresenta il dotto linfatico più grande del corpo umano grazie alla sua lunghezza di circa 45 cm. Esso ha origine nella cosiddetta cisterna di Pequet, in corrispondenza dei corpi delle vertebre L1 e L2 e termina nell'angolo tra la vena giugulare

interna sinistra e la vena succlavia sinistra. Esso drena la linfa da tutto il corpo ad eccezione della regione superiore destra, dove la linfa viene drenata dal dotto linfatico destro.
Ne consegue che il dotto toracico drena la linfa dalle estremità inferiori, addome, regione del torace sinistro, arto superiore sinistro e lato sinistro di testa e collo.
Il dotto linfatico destro rappresenta un vaso linfatico dilatato lungo circa 1 cm. Si trova in corrispondenza del lato destro della radice del collo ed è formato dall'unione di tre vasi: tronco giugulare destro, tronco sottoclavio destro e tronco bronco-mediastinico destro. Termina aprendosi nell'angolo tra la vena brachiocefalica destra e la vena succlavia destra.
Il dotto linfatico destro drena la linfa dall'arti superiore destro, la regione toracica destra e la parte destra di testa e collo.

Focus clinico
Linfangite: è possibile che i vasi linfatici si infiammino e causino linfangite. Spesso questo si traduce in strisce rosse visibili nella pelle che si estendono dal sito dell'infezione al gruppo di linfonodi in cui drenano i vasi linfatici.

9.1.3.2 Drenaggio della linfa

I fattori responsabili del drenaggio della linfa attraverso i vasi linfatici e i dotti linfatici sono i seguenti:

- Contrazione della muscolatura liscia nella parete del vaso linfatico,
- Pulsazione delle arterie che si trovano vicino ai vasi linfatici,
- Azione massaggiante data dalla contrazione dei muscoli circostanti.
- Pressione di filtrazione negli spazi tissutali generata dalla filtrazione del fluido dai capillari sanguigni.
- Movimenti respiratori,
- Pressione negativa nelle vene brachio-cefaliche.
- Valvole all'interno del lume dei vasi linfatici.

9.1.4 Organi linfoidi

Gli organi linfoidi sono costituiti da tessuti linfatici, ovvero tessuti connettivi specializzati caratterizzati da una struttura di fibre reticolari e cellule reticolari, linfociti con le loro plasmacellule e macrofagi.
Una concentrazione circoscritta di tessuto linfatico è definita linfonodo, il quale può essere presente sia nel tessuto linfatico che negli organi linfoidi incapsulati.
I noduli linfatici nella parte centrale possono presentare un'area leggermente macchiata definita centro germinativo in cui sono contenuti grandi linfoblasti e plasmoblasti per la produzione di linfociti e plasmacellule. Il centro germinativo del linfonodo si sviluppa solo quando il nodulo è esposto all'antigene.
Gli organi linfoidi sono classificati nei seguenti due tipi:

- Organi linfoidi primari, coinvolti nella produzione di linfociti (midollo osseo e timo);
- Organi linfoidi secondari, coinvolti nell'attivazione dei linfociti e nell'avvio di una risposta immunitaria (linfonodi, milza).

9.1.4.1 Linfonodi

I linfonodi sono corpi ovali la cui forma ricorda quella di un fagiolo; essi sono lunghi tra 0,1 e 2,5 cm e si trovano lungo il corso dei vasi linfatici. La linfa passa attraverso un certo numero di linfonodi (generalmente 8-10) prima di raggiungere i grandi dotti linfatici. La dimensione dei linfonodi varia dalla grandezza di una capocchia di spillo fino ad arrivare alle dimensioni di un grande fagiolo. I linfonodi si presentano di colore rosa nel gli individui viventi.
I linfonodi che drenano la linfa dai polmoni sono neri a causa della ritenzione di particelle di carbonio inalate, quelli che drenano l'intestino tenue sono di colore bianco a causa della ritenzione di grasso.
In alcune regioni del corpo, i linfonodi tendono a presentarsi sotto forma di gruppi o grappoli. Alcuni esempi sono i linfonodi cervicali nel collo, i noduli ascellari nell'arto superiore o i noduli inguinali nell'arto inferiore.
I linfonodi superficiali sono disposti lungo le vene in corrispondenza della fascia superficiale e nella pelle, mentre i linfonodi profondi si trovano lungo le arterie nella parte più interna della fascia profonda.
Nel corpo umano adulto si contano 450 linfonodi, di cui 60-70 nella regione testa-collo, 100 nel torace e 250 in addome e bacino.

Struttura dei linfonodi

I linfonodi presentano una leggera depressione laterale detta ilo. Molti vasi linfatici afferenti accedono alla zona periferica della ghiandola, mentre un unico vaso linfatico efferente lascia la ghiandola attraverso l'ilo. L'ilo rappresenta anche il canale di accesso dell'arteria e di uscita della vena. Ogni linfonodo è costituito da una capsula fibrosa e da una sostanza ghiandolare chiamata parenchima.

- Capsula
  La capsula fibrosa riveste l'intero nodulo ed è separata dalla sostanza ghiandolare da uno spazio sottocapsulare chiamato seno subcapsulare. Un certo numero di trabecole si estendono dalla capsula nella sostanza della ghiandola, esse sono accompagnate da spazi paratrabecolari continui con il seno sottocapsulare.
  I vasi linfatici afferenti perforano la capsula e drenano nel seno sottocapsulare. Dal seno sottocapsulare, la linfa drena attraverso una serie di canali interconnessi, i seni corticali e midollari, nell'ilo del nodo da cui nasce il singolo vaso linfatico efferente.

- Parenchima
  La sostanza ghiandolare è divisa in due porzioni: una porzione esterna chiamata corteccia e una porzione interna chiamata midollo. La porzione esterna della corteccia, detta corteccia superficiale, contiene linfociti B che formano un numero variabile di follicoli e noduli linfoidi densamente concentrati. Molti di questi noduli mostrano regioni centrali meno dense (centri germinativi). I follicoli linfoidi privi di centri germinativi sono detti noduli primari e quelli con centri germinativi sono detti noduli secondari. La porzione periferica del nodulo è costituita da piccoli linfociti e plasmacellule.
  La porzione interna della corteccia (paracorteccia) contiene linfociti T, questi ultimi non si organizzano per formare noduli linfoidi. Il midollo contiene una rete di cordoni di cellule anastomosi chiamati cordoni midollari. Le cellule all'interno dei cordoni midollari sono: linfociti B, plasmacellule e macrofagi.

- Flusso sanguigno
  Il sangue raggiunge il linfonodo grazie alle arterie che entrano attraverso l'ilo. Tali arterie si ramificano nel midollo e formano plessi capillari all'interno della corteccia. I linfociti entrano nei linfonodi principalmente attraverso le arterie e lasciano il sangue migrando attraverso le pareti delle venule postcapillari.

Nella corteccia le arterie formano dense ramificazioni di arteriole e capillari in numerose anse che alla fine formano venule e vene. I capillari sono abbondanti in prossimità dei linfonodi. Le vene escono dal linfonodo attraverso il suo ilo.

Funzioni dei linfonodi

Le funzioni principali dei linfonodi possono essere riassunte come segue:

- Filtrare la linfa: quando la linfa passa attraverso il linfonodo, le particelle estranee, le sostanze nocive e i patogeni, vengono rimossi dalle attività fagocitiche dei macrofagi.
- Attivare la risposta immunologica: le plasmacellule del linfonodo producono anticorpi in risposta all'infezione.
- Produzione di linfociti: i centri germinativi dei noduli linfatici all'interno del nodo sono siti di produzione di linfociti.
- Fornire un portale di ingresso per i linfociti nei canali linfatici.

Focus clinico

Centri germinativi: essi sono assenti nella vita embrionale e in età avanzata. Nei noduli linfoidi il centro germinativo si sviluppa solo dopo la nascita quando è esposto agli antigeni. Il centro germinativo regredisce quando l'infezione scompare. I noduli linfoidi si atrofizzano con l'avanzare dell'età e possono essere assenti in età avanzata.

Diffusione del cancro: i vasi linfatici sono le vie più convenienti di diffusione delle cellule tumorali, esse rappresentano le vie principali attraverso le quali il carcinoma metastatizza. Quando le cellule tumorali entrano nei vasi linfatici, rimangono intrappolate nei linfonodi. Qualora le cellule tumorali fuoriescano dai linfonodi, esse possono raggiungere i vasi linfatici fino ad arrivare al sangue e alle altre parti del corpo. Pertanto i linfonodi maligni (cancerosi) vengono spesso rimossi e i loro vasi vengono legati e tagliati per prevenire la diffusione del cancro.

Linfoadenite: si tratta di un'infezione acuta dei linfonodi spesso causata dai microbi trasportati al suo interno attraverso la linfa dalla zona di infezione. Nel processo i linfonodi si infiammano e si ingrossano, pertanto possono essere percepiti attraverso palpazione. I linfonodi più soggetti ad infiammazione sono quelli cervicali, ascellari e inguinali.

9.1.4.2 Milza

La milza rappresenta il più grande organo linfoide del corpo. Si trova in profondità nell'ipocondrio sinistro della cavità addominale, tra il fondo dello stomaco e il diaframma. Si tratta di un organo violaceo e di dimensioni variabili, solitamente assume le dimensioni di un pugno chiuso.

Struttura della milza

La milza è costituita da polpa rossa e bianca, rappresentando quindi l'emolinfonodo nel corpo umano. La polpa bianca è la guaina del tessuto linfatico che circonda l'arteria centrale, essa possiede noduli con o senza centri germinativi. Questi noduli sono chiamati noduli splenici.
La polpa rossa è costituita da una rete di cordoni splenici anastomosi (corde di Billroth). I cordoni splenici sono costituiti da linfociti di tipo B e T, macrofagi e plasmacellule. Gli spazi tra le corde sono occupati da sinusoidi del sangue. La milza è ricoperta da una capsula di tessuto connettivo che invia trabecole nella sostanza dell'organo, sito in cui esse sono ripetutamente divise per formare la rete di corde. Gli antigeni presenti nel sangue sono rimossi nella milza.

Funzioni della milza

Le principali funzioni della milza possono essere riassunte come segue:

- Filtraggio del sangue da antigeni e microrganismi,
- Attivazione della risposta infiammatoria agli antigeni circolanti nel sangue,
- Produzione di linfociti B e T,
- Eliminazione dei globuli rossi vecchi e anormali,
- Eliminazione dei batteri per fagocitosi,
- Formazione delle cellule del sangue durante la vita fetale.

Focus clinico
Splenomegalia: si tratta dell'ingrossamento della milza ed è solitamente secondario ad altre condizioni quali infezioni, disturbi circolatori, malattie del sangue o neoplasie maligne.
La milza può essere infettata da microbi ematici, (malaria, febbre tifoide). I disturbi circolatori come l'ostruzione dovuta alla cirrosi epatica portano alla congestione del sangue nella milza. Nelle

malattie del sangue, come la leucemia mieloide cronica, la milza si ingrandisce a un carico di lavoro aggiuntivo associato alla rimozione delle cellule del sangue anormali. Infine tumori maligni quali linfomi possono causare tumori metastatici della milza.

9.1.4.3 Timo

Il timo è un organo-ghiandola bilobato asimmetrico situato nel mediastino superiore della cavità toracica dietro il manubrio dello sterno. Esso si estende verso l'alto nella radice del collo ed è privo di capillari linfatici e noduli linfoidi.
Il timo è l'organo linfoide centrale ed è essenziale per lo sviluppo di altri organi linfoidi. È grande e ben sviluppato nel feto e nella prima infanzia ma raggiunge il suo massimo sviluppo alla pubertà, età in cui si evolve fino ad essere sostituito da tessuto fibroadiposo.

Struttura del timo

Il timo è costituito da una struttura di supporto costituita da cellule reticolari epiteliali e cellule parenchimali, ovvero linfociti e macrofagi.
Il timo ha una doppia origine: i suoi epiteliociti (cellule reticolari epiteliali) derivano dall'endoderma della terza tasca faringea, mentre i suoi linfociti e macrofagi derivano dal mesoderma. Ogni lobo del timo è diviso in lobuli, ciascuno dei quali presenta una corteccia più scuro nella zona periferica e un midollo più chiaro al centro.
La corteccia è ricca di linfociti (timociti), la parte esterna contiene grandi linfociti immaturi (linfoblasti) che si dividono per mitosi per produrre cloni di piccoli linfociti T, i quali vengono inviati nella parte profonda della corteccia. Gli epiteliociti contribuiscono alla maturazione dei linfociti T attraverso l'ormone timosina da essi secreto. I linfociti T immunocompetenti lasciano il timo e, attraverso la circolazione, raggiungono il tessuto linfoide periferico.
Il midollo è costituito principalmente da epiteliociti e un numero ridotto di linfociti. La caratteristica più importante è data dalla presenza dei corpuscoli di Hassall, cellule appiattite disposte concentricamente.

Funzioni del timo

Il timo è il sito di produzione dei linfociti T, esso riceve cellule staminali immunologicamente incompetenti dal midollo osseo. Nel timo queste cellule si dividono e maturano in linfociti T, il gruppo di linfociti specializzati. Tali cellule lasciano il timo attraverso il sangue per arrivare ai linfonodi, alla milza e ad altri tessuti linfatici. I linfociti

T sono importanti per le risposte immunologiche sia cellulari che umorali. Inoltre, il timo secerne un ormone chiamato timosina che supporta l'attività dei linfociti T in tutto il corpo. La produzione di linfociti T è più prolifica in gioventù, requisito essenziale per lo sviluppo della funzione immunitaria protettiva. Per questo motivo il timo pesa circa 10-15 gr alla nascita e circa 20-30 g durante la pubertà. Successivamente regredisce e viene convertito in tessuto fibroadiposo.

Focus clinico

Ingrossamento del timo: esso è associato ad alcune malattie autoimmuni come tireotossicosi, morbo di Addison e miastenia grave. Le condizioni autoimmuni sono quelle in cui il sistema immunitario tratta le cellule normali del corpo o le secrezioni come antigeni e le distrugge.

9.1.4.4 Sistema epitelio-linfoide

Esso è costituto da tessuto linfoide associato a mucosa, indicato anche con l'acronimo MALT. Sono presenti grandi quantità di tessuto linfatico non incapsulato soprattutto nel tratto gastrointestinale, respiratorio e genito-urinario.
Tale tessuto è generalmente suddiviso in due categorie: tessuto linfoide associato all'intestino e tessuto linfoide associato ai bronchi. Le più importanti aggregazioni di tessuto linfoide e mucosa sono osservabili nelle tonsille faringee, nella tonsilla tubarica, nella tonsilla palatina, nelle tonsille linguali e nelle tonsille addominali.

Sistema reticoloendoteliale

Le cellule di questo sistema sono soggette a fagocitosi poiché raccolgono, ingeriscono e immagazzinano sostanze estranee. Ne consegue che le cellule di questo sistema sono particolarmente importanti per i meccanismi di difesa generale e locale.
Nella tabella sottostante sono riportate le principali cellule costituenti il sistema reticoloendoteliale.

9.1.4.5 Midollo osseo

Il midollo osseo è un tessuto vascolare morbido e polposo. Esso consiste in una delicata rete di tessuto reticolare e gruppi di cellule emopoietiche. Per i dettagli si rimanda al capitolo 6.

Cellule	Locazione
Macrofagi	Tessuto connettivo, midollo osseo, ghiandola surrenale
Periciti	Capillari
Monociti	Sangue
Macrofagi alveolari	Polmoni
Cellule reticolari	Milza e tessuto linfoide
Cellule di Kupffer	Fegato
Microglia	Sistema nervoso centrale

Informazioni chiave

Numero totale di linfonodi nel corpo umano	Circa 450
Regione del corpo umano con maggiore presenza di linfonodi	Regione addominale e bacino
Organo linfoide più grande del corpo umano	Milza
Unico organo linfoide che presenta vasi linfatici afferenti ed efferenti	Linfonodo
Tutti gli organi linfoidi del corpo umano presentano noduli linfatici ad eccezione di:	Timo
Tutti gli organi linfoidi del corpo umano la struttura è costituta da cellule reticolari, ad eccezione di:	Timo, in cui essa è costituta da epiteliociti
Unico organo linfoide completamente sviluppato alla nascita	Timo
Metodo più comune per la diffusione del cancro (metastasi)	Vasi linfatici
Cellule più comunemente presenti negli organi linfoidi	Linfociti

Capitolo 10
Sistema nervoso

Introduzione

Il sistema nervoso integra e controlla le attività di tutti gli altri sistemi del corpo, le sue funzioni principali includono:

- Ricezione di stimoli dall'interno e dall'esterno del corpo;
- Integrazione delle informazioni sensoriali;
- Avvio ed esecuzione delle risposte motorie;
- Assimilazione dell'esperienza, requisito essenziale per memoria, apprendimento e intelligenza.

Grazie a queste funzioni, un individuo è in grado di tutelare l'ambiente interno dell’organismo e reagire ai cambiamenti dell'ambiente esterno. Tutte le attività del sistema nervoso, semplici o complesse, coinvolgono tre fattori o elementi neurali: ricezione, integrazione e risposta.
Negli esseri umani l'elemento integrativo mostra il massimo grado di sviluppo e per questo vengono considerati gli animali più intelligenti del regno animale.

10.1 Suddivisone del sistema nervoso

Tale suddivisone può avvenire su base anatomica o funzionale.

10.1.1 Suddivisone anatomica

La suddivisione anatomica permette di individuare due gruppi principali:

- Sistema nervoso centrale (SNC), il quale include cervello e midollo spinale;
- Sistema nervoso periferico (SNP), il quale comprende tutte le strutture neurali al di fuori del SNC ovvero:
    - Nervi periferici (12 paia di nervi cranici e 31 paia di nervi spinali),
    - Gangli (autonomia e sensorialità),
    - Sistema nervoso autonomo (sistema nervoso simpatico e parasimpatico).

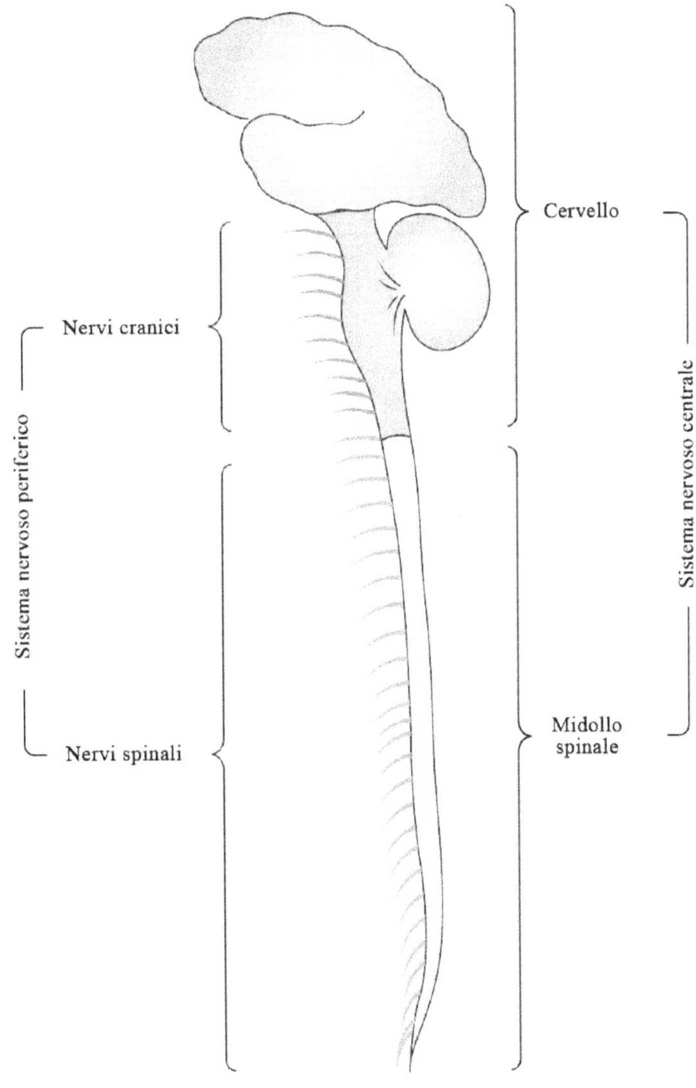

10.1.2 Suddivisione funzionale

La suddivisione funzionale, a sua volta, permette di individuare due categorie:

- Divisione afferente (sensoriale), la quale trasmette informazioni al SNC;
- Divisione efferente (motoria), la quale rappresenta il motore di comando per muscoli e ghiandole. La divisione efferente è ulteriormente suddivisa in componenti:
  - Sistema nervoso somatico: innerva le strutture somatiche come i muscoli scheletrici ed è responsabile delle attività motorie volontarie,
  - Sistema nervoso autonomo: innerva le strutture viscerali come il muscolo cardiaco, la muscolatura liscia e le ghiandole. Le attività dei visceri sono perlopiù involontarie.

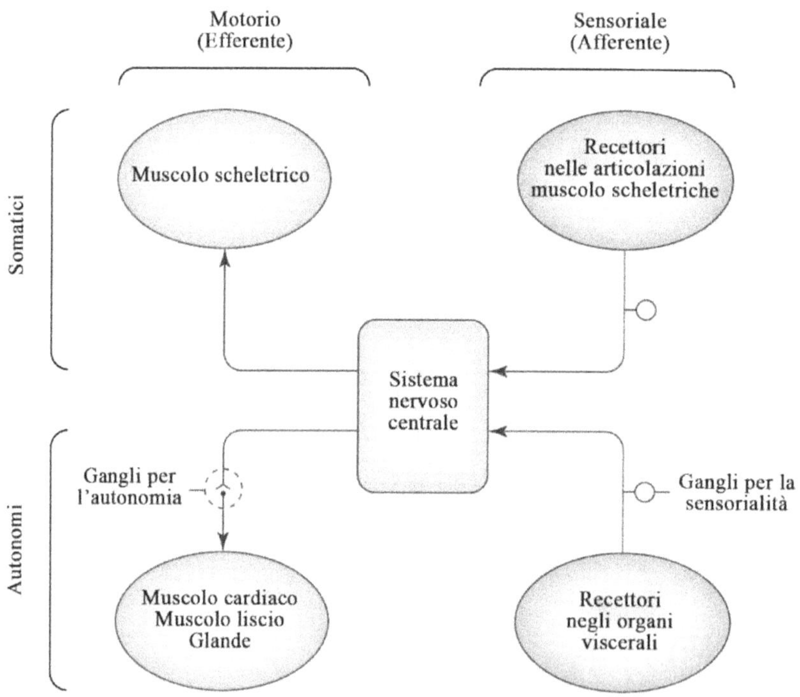

10.2 Organizzazione strutturale del sistema nervoso

L'organizzazione strutturale del sistema nervoso è molto semplice in quanto consiste di due sole tipologie di cellule principali: neuroni e neuroglia.
I neuroni sono le unità strutturali e funzionali del sistema nervoso, mentre la neuroglia fornisce il supporto strutturale e funzionale ai neuroni.

10.2.1 Neuroni

I neuroni sono le unità strutturali e funzionali del sistema nervoso. Si stima che il numero di neuroni nel sistema nervoso sia di circa 100 miliardi. Le due proprietà principali dei neuroni sono l'eccitabilità e la conduttività; essi sono specializzati nella ricezione, integrazione, trasformazione e trasmissione degli impulsi. I neuroni sono cellule altamente differenziate che hanno perso il loro potere di divisione.

10.2.1.1 Struttura del neurone

Il neurone è costituito da un corpo cellulare e due processi.

- Corpo cellulare
  Il corpo cellulare è costituito da una massa di citoplasma circondata da una membrana plasmatica. Contiene un grande nucleo vescicolare con nucleolo prominente. Le due principali caratteristiche del citoplasma del neurone sono date dalla presenza di una sostanza cromofila (corpi di Nissl) e neurofibrille.
  La sostanza Nissl è composta da grandi aggregazioni di reticolo endoplasmatico ruvido, contenenti acido ribonucleico soggetto a sintesi proteica (neurotrasmettitori). Le neurofibrille rappresentano invece filamenti filamentosi di proteine.

- Processi
  I processi sono di due tipi: numerosi processi brevi chiamati dendriti e un unico processo lungo detto assone.
  I dendriti trasmettono gli impulsi verso il corpo cellulare, pertanto si ramificano abbondantemente per aumentare l'area di ricezione del neurone.

L'assone rappresenta un unico lungo processo; esso non si ramifica tranne che nella terminazione in cui forma i telodendri. Questi ultimi sono dotati di terminali assonali (bottoni terminali).

10.2.1.2 Classificazione dei neuroni

I neuroni possono essere classificati in base a diversi fattori, nello specifico:

- Classificazione in base alla polarità,
- Classificazione in base alla lunghezza dell'assone,
- Classificazione in base alla forma del corpo cellulare.

Classificazione in base alla polarità

In questa classificazione i neuroni possono essere suddivisi in:

- Neuroni pseudounipolari
  Questi neuroni pare abbiano un solo processo che si divide quasi immediatamente in un ramo centrale che funge da assone e un ramo periferico che funge da dendrite. La maggior parte dei neuroni sensoriali del sistema nervoso sono di tipo pseudounipolare.
  I neuroni pseudounipolari sono così chiamati perché originariamente due processi emergono allo stesso polo. Ma durante il corso dello sviluppo, due processi si fondono per formare un unico processo che si biforca a poca distanza dal corpo celeste.
  Siti in cui sono presenti: gangli della radice posteriore (dorsale) dei nervi spinali, gangli sensoriali dei nervi cranici.

- Neuroni bipolari
  I neuroni bipolare presentano due processi, uno su ciascun polo. Un processo funge da dendrite e l'altro processo funge da assone.
  Siti in cui sono presenti: retina dell'occhio, epitelio olfattivo, gangli vestibolococleari.

- Neuroni multipolari
  Questi neuroni sono caratterizzati da diversi dendriti e un solo assone che si estende dal corpo cellulare. Sono il tipo più comune di neuroni nel sistema nervoso.

Siti in cui sono presenti: motoneuroni che formano tratti di cervello e midollo spinale, motoneuroni delle cellule del corno anteriore che formano i nervi periferici, motoneuroni dei gangli autonomi.

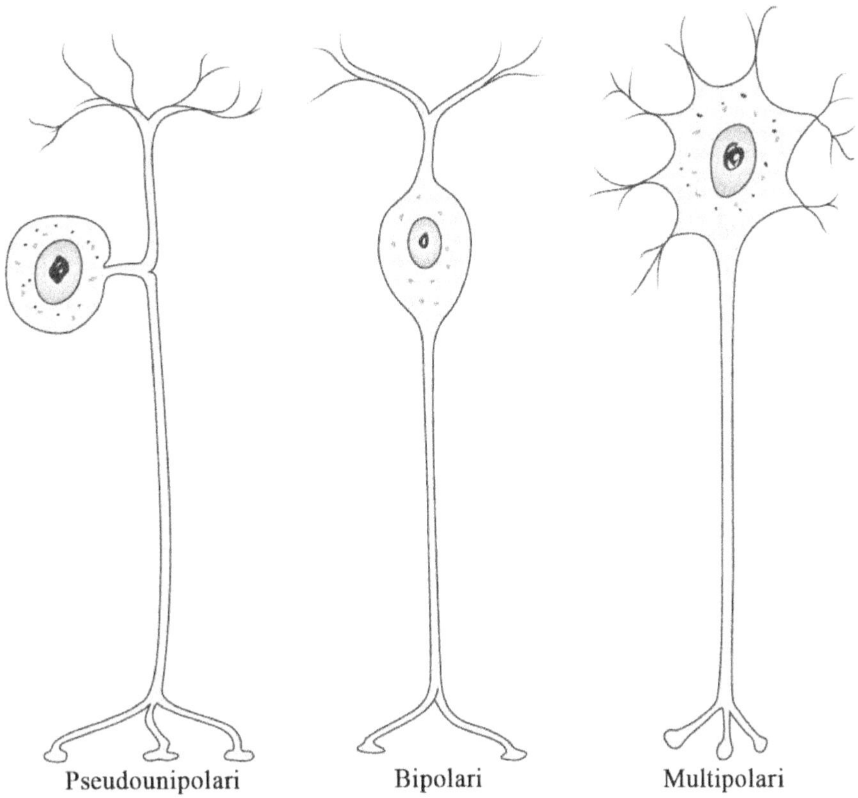

Classificazione in base alla lunghezza dell'assone

Secondo questa classificazione i neuroni sono distinti in due gruppi:

- Neuroni del golgi di tipo I
  Si tratta di neuroni dotati di lunghi assoni che possono essere raggiungere fino a 1 metro di lunghezza.
  Ne fanno parte le cellule piramidali della corteccia cerebrale, le cellule del corno anteriore del midollo spinale e le cellule di Purkinje del cervelletto.

- Neuroni del Golgi di tipo II (microneuroni)

Gli assoni di questi neuroni sono corti e morfologicamente simili ai dendriti, di conseguenza conferiscono a questi neuroni un aspetto a forma di stella.

Classificazione in base alla forma del corpo cellulare

In questa classificazione i neuroni possono essere suddivisi nelle seguenti categorie:

- Cellule piramidali
  In queste cellule il corpo cellulare assume una forma piramidale in cui i dendriti sorgono dagli angoli dell'eone.
  Ne sono esempi le cellule piramidali della corteccia motoria dell'emisfero cerebrale.

- Cellule fusiformi
  Il corpo cellulare è caratterizzato da una forma affusolata in cui i processi emergono dalle due estremità.
  Ne sono esempi le cellule fusiformi della corteccia motoria dell'emisfero cerebrale.

- Cellule piriformi
  In questo gruppo il corpo cellulare è dotato di una forma simile a quella di un fiasco. Un dendrite spesso ha origine dall'estremità superiore e si divide ripetutamente, mentre l'assone nasce dalla base.
  Ne sono un esempio le cellule di Purkinje del cervelletto.

10.2.2 Gangli

I gangli sono raccolti di corpi cellulari di neuroni al di fuori del sistema nervoso centrale. Essi possono essere classificati in due tipi:

- Gangli cerebrospinali
  Sono collegati con le fibre nervose afferenti sensoriali dei nervi cranici e spinali, per questo motivo sono chiamati gangli sensoriali.

- Gangli autonomi

Sono collegati il sistema autonomo e sono costituiti da corpi cellulari di motoneuroni multipolari, per questa ragione sono chiamati gangli motori. Essi rappresentano stazioni di collegamento delle fibre simpatiche e parasimpatiche pregangliari.

I gangli simpatici si trovano lontano dai visceri che innervano, mentre i gangli parasimpatici si trovano vicino ai visceri che forniscono.

10.2.3 Neuroglia

La neuroglia fornisce supporto strutturale e funzionale agli assoni ma non svolge un ruolo importante nella propagazione degli impulsi o nell'elaborazione delle informazioni percepite.
Le neuroglie sono molto più numerose (circa 5-10 volte di più) dei neuroni e rappresentano più della metà del peso del cervello.

10.2.3.1 Struttura delle neuroglia

Le neuroglia sono cellule altamente ramificate che occupano gli spazi tra i neuroni per fornire un microambiente adatto per l'attività neuronale. Il tessuto nervoso, infatti, non presenta alcuna matrice intercellulare.

10.2.3.2 Classificazione delle neuroglia

Esse possono esse classificate secondo la loro posizione, origine e funzione.

- Neuroglia nel SNC
  - *Astrociti:* essi sono i più grandi e numerosi. Hanno la forma di stella e presentano molti processi simili a dendriti le cui estremità possiedono piccoli rigonfiamenti chiamati pedicelli. Questi ultimi formano una manica attorno ai capillari e, insieme alla parete endoteliale del capillare, formano la barriera ematoencefalica. Gli astrociti sono di due tipi: protoplasmatici (nella materia grigia) e fibrosi (nella sostanza bianca).

- *Oligodendrociti:* sono più piccoli degli astrociti e, come suggerisce il nome, presentano meno processi. Gli oligodendrociti formano la guaina mielinica attorno alle fibre del SNC.
- *Cellule ependimali:* si tratta di cellule che rivestono i ventricoli del cervello e il canale centrale del midollo spinale.
- *Microglia:* rappresentano le cellule gliali più piccole. Sono cellule fagocitiche derivate dal mesoderma.

- Neuroglia nel SNP
  - Cellule satellitari (capsulari): sono cellule che circondano i corpi cellulari dei gangli sensoriali e autonomi, ai quali forniscono supporto e nutrimento.
  - Cellule di Schwann o neurolemmociti: si tratta di cellule che formano la guaina mielinica attorno alle fibre nervose del sistema nervoso periferico.

10.2.3.3 Funzioni delle neuroglia

Le funzioni svolte dalle cellule della neuroglia sono le seguenti:

- Fornire supporto strutturale e funzionale ai neuroni,
- Supportare la formazione della barriera ematoencefalica,
- Fagocitare le sostanze estranee,
- Produrre liquido cerebrospinale,
- Formare le guaine mieliniche attorno agli assoni.

10.2.4 Fibre nervose

L'assone della cellula nervosa è chiamato fibra nervosa. I fasci di fibre nervose all'interno del sistema nervoso centrale sono chiamati tratti, mentre i fasci di fibre nervose nel sistema nervoso periferico sono chiamati nervi periferici o semplicemente nervi.
Le fibre nervose che si trovano nel sistema nervoso possono essere di due tipi:
- Fibre nervose mielinizzate,
- Fibre nervose non mielinizzate.

10.2.4.1 Mielinizzazione delle fibre nervose

Le fibre del SNC sono mielinizzate dagli oligodendrociti mentre quelle del SNP dalle cellule di Schwann.
La mielinizzazione di una fibra nervosa periferica avviene attraverso il processo seguente:

1. Le cellule di Schwann si dispongono in sequenza lungo la fibra nervosa che le invagina formando i mesassoni.
2. Ogni cellula di Schwann ruota più volte attorno alla fibra nervosa, conseguentemente il mesassone viene ripetutamente avvolto intorno all'assone e il citoplasma viene estruso nel corpo cellulare di Schwann.
3. La guaina mielinica è costituita da molti strati di membrana plasmatica costituita da proteine lipidiche bianche, le quali forniscono un aspetto biancastro alla fibra. La superficie esterna della guaina mielinica è racchiusa in una glicoproteina che forma guaina mielinica neurilemma.
4. Ogni cellula di Schwann mielizza solamente 1 mm di assone, lasciando così delle lacune nella guaina mielinica in cui l'assone è esposto all'esterno. Tali lacune prendono il nome di nodi di Ranvier.

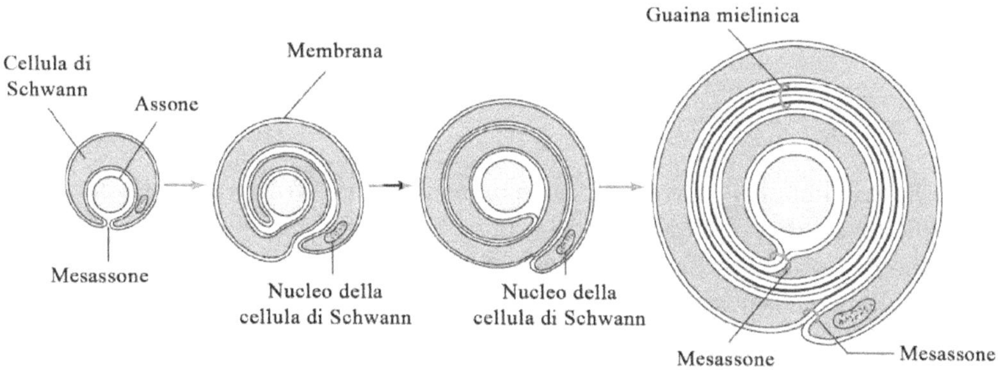

Le fibre del SNC sono mielinizzate dagli oligodendrociti. A differenza delle cellule di Schwann che formano una guaina mielinica attorno a un solo assone, ogni oligodendrocita ha estensioni che formano una guaina mielinica attorno a diversi assoni.
Le fibre non mielinizzate sono a loro volta circondate dalle cellule di Schwann. Diversi assoni (15 o più) vengono invaginati longitudinalmente nel citoplasma della cellula di Schwann e sono sigillati dalla membrana plasmatica.

10.2.5 Conduzione nervosa lungo l'assone

Quando il nervo viene stimolato la membrana plasmatica viene depolarizzata e viene generato un potenziale d'azione, ovvero una piccola carica elettrica, che si diffonde lungo la membrana plasmatica.
La velocità di conduzione del potenziale d'azione è più veloce lungo le fibre nervose mielinizzate poiché salta da un nodo all'altro (conduzione saltatoria). La velocità di conduzione è più lenta nelle fibre non mielinizzate in quanto l'avanzamento del potenziale d'azione è costante ma con un ritmo moderato.

10.2.6 Trasmissione degli impulsi

Nel sistema nervoso l'informazione passa da un luogo all'altro sotto forma di potenziale d'azione o impulso nervoso. L'impulso nervoso è simile a una minuscola carica elettrica generata dallo scambio di ioni sodio (Na+) e potassio (K+) attraverso la membrana plasmatica a seguito di uno stimolo.
L'impulso nervoso viaggia progressivamente lungo una fibra nervosa e poi passa a un altro neurone attraverso la sinapsi.

10.2.7 Sinapsi

La giunzione in cui l'impulso nervoso passa da un neurone all'altro è chiamata sinapsi. La sinapsi è il contatto tra due neuroni per contiguità e non per continuità.
Le sinapsi possono essere classificate in base alle parti dei neuroni che entrano in contatto e la direzione della trasmissione dell'impulso nervoso. Nello specifico:

- Assodendritica (più comune)
- Assosomatica
- Dendrosomatica
- Dendroassonica
- Dendrodendritica
- Assoassonica

10.2.7.1 Struttura della sinapsi

La sinapsi consiste in una manopola sinaptica del neurone presinaptico e della membrana plasmatica del neurone postsinaptico. La manopola presinaptica contiene vescicole sinaptiche piene di neurotrasmettitori.
Le membrane plasmatiche di due neuroni vicini tra loro in una sinapsi sono chiamate presinaptiche e postsinaptiche. La fessura sinaptica rappresenta il piccolo spazio presente tra queste due membrane (20-30 nm).

10.2.7.2 Meccanismo di trasmissione dell'impulso attraverso la sinapsi

Quando l'impulso nervoso arriva alla manopola presinaptica, il neurotrasmettitore viene rilasciato nella fessura sinaptica. Qui si lega con i recettori localizzati nella membrana postsinaptica. Tale processo provoca la depolarizzazione della membrana postsinaptica, e la conseguente generazione di un impulso nervoso nella membrana postsinaptica.
In questo modo gli impulsi nervosi passano da un neurone all'altro.

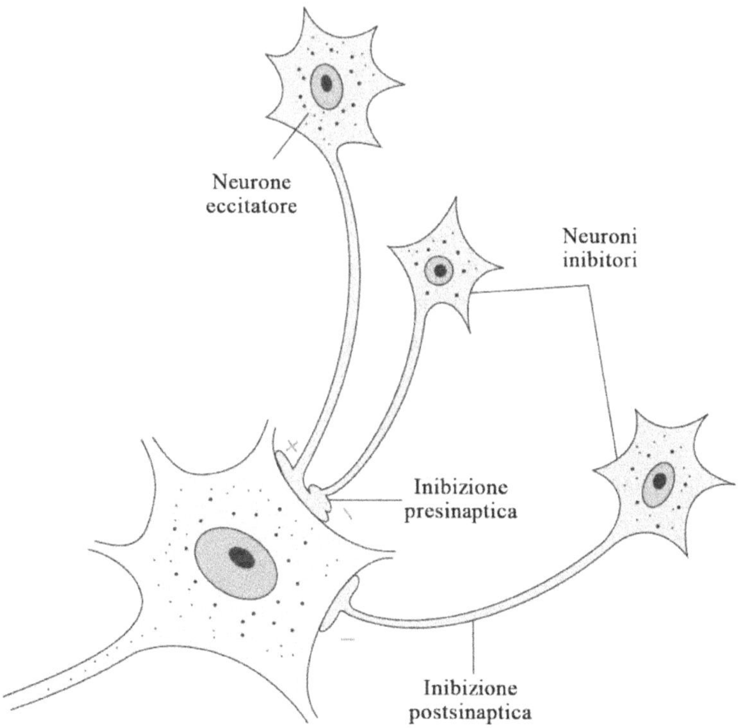

10.2.7.3 Neurotrasmettitore

Il neurotrasmettitore è una sostanza chimica coinvolta nella trasmissione dell'impulso nervoso attraverso la sinapsi. Esistono numerosi neurotrasmettitori, ma il più comune è l'acetilcolina. Essa, una volta liberata nella fessura sinaptica, si lega ai recettori della membrana postsinaptica per depolarizzarla. L'acetilcolina rimanente nella fessura sinaptica viene scomposta in acetato e colina da un enzima chiamato acetilcolina esterasi.

Focus clinico
Trasmissione sinaptica: la trasmissione sinaptica può essere danneggiata dalle droghe. La caffeina è un'agente stimolante in grado di aumentare la capacità di trasmissione lungo le sinapsi.

10.2.8 Nervi

Generalmente il termine nervo si riferisce al nervo periferico costituito da fasci di fibre nervose.

10.2.8.1 Struttura di un nervo periferico

Ogni nervo è costituito da fasci di fibre nervose e tessuto connettivo.
Ogni fibra nervosa è racchiusa in una delicata guaina di tessuto connettivo chiamata endonevrio e ogni gruppo di fibre nervose (è circondato da una guaina di tessuto connettivo chiamata perinevrio. L'intero nervo è circondato da una densa guaina di tessuto connettivo, detta epinevrio, che contiene vasi sanguigni.
Le tre guaine di tessuto connettivo forniscono una notevole resistenza meccanica al nervo periferico e costituiscono la metà della maggior parte del nervo.

10.2.8.2 Classificazione dei nervi

I nervi vengono classificati in tre categorie principali:

- Nervi motori
- Nervi sensoriali
- Nervi misti

I nervi sensoriali trasmettono gli impulsi dai recettori della periferia al SNC.

I nervi motori trasmettono l'impulso motorio dal SNC all'organo effettore, ovvero il muscolo scheletrico. La perdita dell'apporto del nervo motorio porta alla degenerazione delle fibre muscolari scheletriche.
Infine il nervo misto è costituito sia dalle fibre motorie che sensoriali.

10.2.8.3 Riflesso nervoso

Un'azione riflessa è una risposta automatica ad uno stimolo non accompagnata da pensiero cosciente. Si tratta di una risposta di natura protettiva.
Le strutture coinvolte per realizzare questo tipo di riflesso sono:

- Recettore sensoriale,
- Neurone afferente (sensoriale),
- Neurone di associazione (connettore),
- Neurone efferente (motore),
- Organo effettore.

L'esempio classico di azione riflessa è un dato dal riflesso di ritiro, presente per esempio quando ci si punge il dito con uno spillo. In questi casi viene stimolato il recettore sensoriale; l'impulso nervoso prodotto da uno stimolo doloroso raggiunge il midollo spinale attraverso un neurone afferente. L'impulso viene a sua volta trasmesso al motoneurone tramite un neurone di associazione che stimolerà i muscoli flessori della mano (organo effettore). Come conseguenza la mano si allontanerà dalla situazione di pericolo.
Altri riflessi come quelli oculari, cardiaci e intestinali operare in modo simile.

10.2.8.4 Tipologie di nervi periferici

I nervi periferici possono essere distinti in due gruppi. Nello specifico:

- Nervi cranici,
- Nervi spinali.

Nervi cranici

Nell'organismo sono presenti 12 paia di nervi cranici che nascono all'interno della cavità cranica ed escono attraverso il forame nel cranio. I nervi cranici sono designati da numeri romani in ordine di attaccamento al cervello in direzione cranio caudale. Le 12 paia di nervi sono le seguenti:

- I Olfattivo: esso riguarda l'olfatto;
- II Ottico: riguarda il senso della vista;
- III Oculomotore: fornisce la maggior parte dei muscoli extraoculari;
- IV Trocleare: fornisce un muscolo extraoculare;
- V Trigemino: fornisce l'innervazione sensoriale alla testa e al viso e l'alimentazione motoria ai muscoli della masticazione;
- VI Abducente: fornisce un muscolo extraoculare;
- VII Facciale: fornisce il muscolo dell'espressione facciale e le ghiandole salivari, lacrimali, sottomandibolari e sublinguali;
- VIII Vestibolococleare: fornisce il senso dell'udito e dell'equilibrio;
- IX Glossofaringeo: fornisce l'innervazione sensoriale alla lingua e alla faringe e l'alimentazione motoria a un muscolo faringeo;
- X Vago: fornisce l'alimentazione motoria di intestino, cuore e vie respiratorie, oltre all'innervazione sensoriale di lingua, visceri toracici e addominali;
- XI Accessorio: fornisce l'innervazione motoria ai muscoli del palato, della faringe, della laringe e del collo;
- XII Ipoglosso: fornisce l'alimentazione motoria ai muscoli della lingua.

Nervi spinali

Nel corpo umano sono presenti 31 paia di nervi spinali che nascono dal midollo spinale all'interno del canale vertebrale ed escono attraverso i forami intervertebrali. Le 31 paia di nervi sono le seguenti:

- Otto paia di nervi cervicali (da C1 a C8);
- Dodici paia di nervi toracici (da T1 a T12);
- Cinque paia di nervi lombari (da L1 a L5);
- Cinque paia di nervi sacrali (da S1 a S5);
- Una coppia di nervi coccigei (C1).

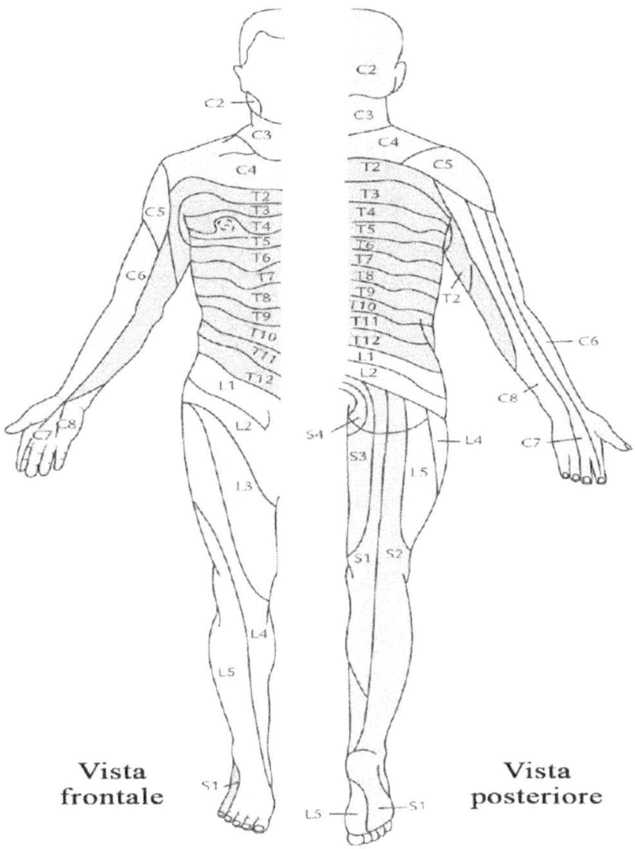

Tipicamente il nervo spinale nasce da due radici presenti nel midollo spinale: quella anteriore e quella posteriore. Le due radici escono dal canale vertebrale attraverso il forame intervertebrale e successivamente si uniscono per formare il tronco nervoso, il quale si divide in un piccolo ramo posteriore e un grande ramo anteriore entrambi contenenti fibre motorie e sensoriali.

Il ramo posteriore si curva all'indietro attorno alla colonna vertebrale per fornire i muscoli della schiena e la pelle che ricoprono questi muscoli. Il ramo anteriore corre anterolateralmente attorno alla parete corporea per fornire i muscoli e la pelle della parete anterolaterale del corpo.

Il piccolo ramo dorsale divide i rami laterali e mediali che alimentano i muscoli; il grande ramo ventrale corre lungo il bordo inferiore della corrispondente costola e fornisce i muscoli intercostali. Inoltre dà origine a rami cutanei laterali e anteriori nella linea medioascellare e appena lateralmente allo sterno. Il ramo cutaneo laterale si divide ulteriormente in rami posteriori e anteriori, mentre il ramo cutaneo anteriore si divide in rami laterali e mediali.

Dermatomeri

L'area cutanea fornita da un nervo spinale attraverso entrambi i suoi rami è chiamata dermatomero. A causa della sovrapposizione di dermatomeri contigui, l'anestesia non si verificherà a meno che non siano coinvolti più di due nervi spinali. Qualora una lesione coinvolga un solo nervo spinale, le sensazioni risulteranno diminuite o alterate ma non completamente perse.
Nel tronco la disposizione dei dermatomeri è semplice poiché ciascuno di essi si estende attorno alla parete corporea dalla linea mediana posteriore alla linea mediana anteriore. Negli arti la disposizione è più complessa, in primo luogo perché i nervi spinali che alimentano gli arti formano dei plessi prima di innervare la pelle, in secondo luogo perché gli arti ruotano durante la vita embrionale.

10.2.8.5 Formazione dei plessi dei nervi spinali

In generale, ad eccezione dei nervi toracici (T2-T12), i rami primari anteriori di tutti i nervi spinali si uniscono e poi si dividono nuovamente per formare una rete di nervi chiamata plessi nervosi. I tre principali plessi nervosi sono distinguibili in:

- Plesso cervicale: formato dai rami primari anteriori dei nervi spinali C1, C2, C3 e C4, innerva testa e collo;
- Plesso brachiale: formato dai rami primari anteriori di C6, C7, CS e T1, innerva l'arto superiore;
- Plesso lombosacrale: formato da L1, 12, 13, L4 e S1, S2, S3, innerva l'arto inferiore.

10.3 Sistema nervoso autonomo

Il sistema nervoso autonomo controlla le attività involontarie del corpo quali le attività della muscolatura liscia, del muscolo cardiaco e delle ghiandole.
Anche il sistema autonomo è costituito da due componenti: afferente ed efferente.
Mentre la componente afferente è identica a quella del sistema nervoso somatico, la componente efferente differisce da esso. La differenza fondamentale è data dal fatto che

le fibre somatiche efferenti passano direttamente dal SNC agli organi somatici effettori (muscoli scheletrici), mentre le fibre autonome efferenti, prima di raggiungere gli organi effettori, trasmettono nei gangli autonomi al di fuori del SNC. Successivamente le fibre derivanti dalle cellule gangliari forniscono gli organi effettori. Ne consegue che la via efferente somatica consiste solo di neuroni di primo ordine derivanti dal SNC, mentre la via efferente autonoma consiste di neuroni di primo ordine derivanti dal SNC e neuroni di secondo ordine derivanti dai gangli autonomi.
Gli impulsi nervosi che passano attraverso le vie motorie autonome provocano stimolazione o inibizione della secrezione ghiandolare e contrazione o rilassamento della muscolatura liscia e cardiaca.

10.3.1 Suddivisone del sistema nervoso autonomo

La componente efferente del sistema nervoso autonomo è divisa in due divisioni:

- Sistema nervoso simpatico,
- Sistema nervoso parasimpatico.

Nel sistema nervoso simpatico le fibre simpatiche pregangliari derivano solo dal midollo spinale, ovvero dalla colonna laterale grigia del midollo spinale nei segmenti da T1 a 12. Il sistema simpatico è quindi definibile come un sistema toracolombare.
Nel sistema nervoso parasimpatico le fibre pregangliari derivano dal cervello e dal midollo spinale. Lasciano il cranio attraverso i nervi cranici 3°, 7°, 9° e 10°, mentre nel midollo spinale hanno origine in corrispondenza dei segmenti sacrali: 2°, 3° e 4°. Pertanto, in generale, il sistema parasimpatico è definito sistema cranio-sacrale.
Tutte le regioni del corpo sono fornite dal sistema simpatico. Questo non vale per il sistema parasimpatico, il quale presenta solamente una distribuzione viscerale. Perfino alcuni organi interni non sono raggiunti dal sistema parasimpatico, è il caso delle ghiandole surrenali e delle gonadi.

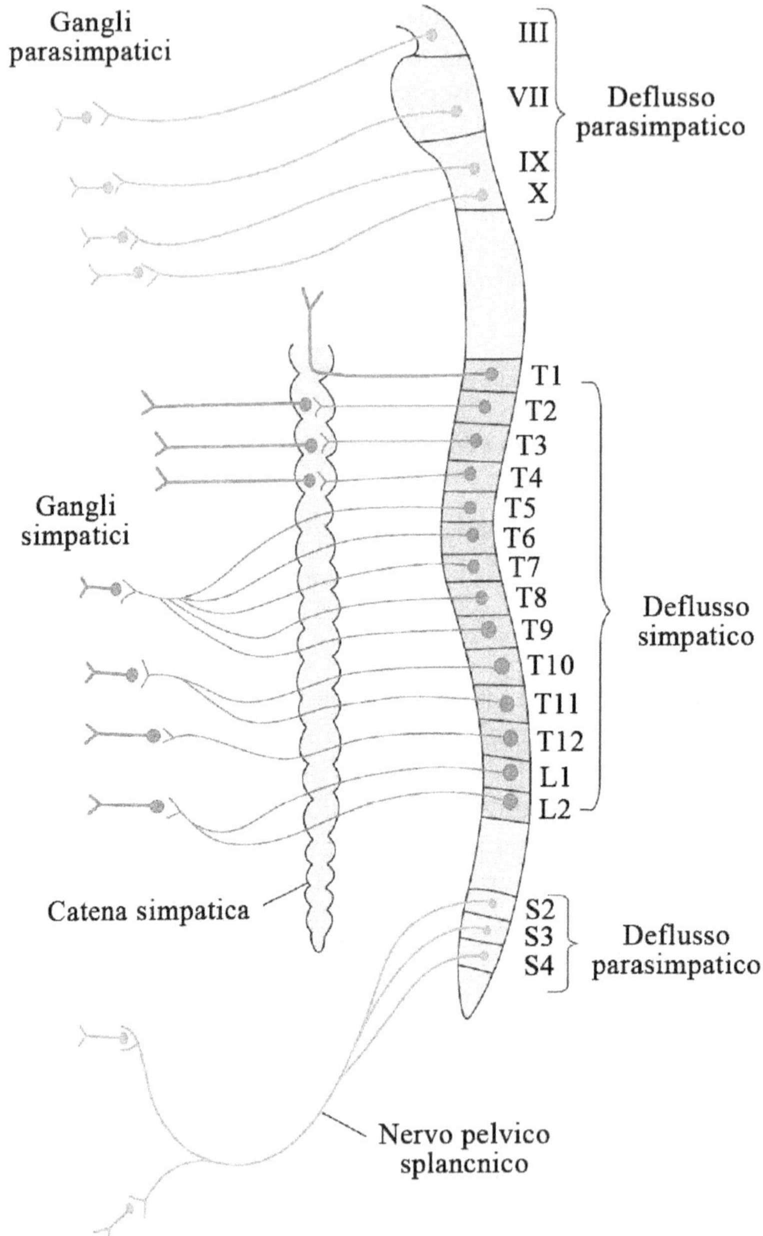
Gangli
parasimpatici
III
VII
IX
X
Deflusso
parasimpatico
Gangli
simpatici
T1
T2
T3
T4
T5
T6
T7
T8
T9
T10
T11
T12
L1
L2
Deflusso
simpatico
Catena simpatica
S2
S3
S4
Deflusso
parasimpatico
Nervo pelvico
splancnico

Focus clinico

Effetti dell'iperattività simpatica e parasimpatica: il sistema simpatico è stimolato nei momenti di stress e tensione. La sua iperattività provoca: aumento della pressione sanguigna, aumento della frequenza cardiaca (tachicardia), aumento della frequenza respiratoria, sudorazione, dilatazione della pupilla, secchezza della bocca, perdita di appetito, stipsi.

Al contrario, l'iperattività del sistema parasimpatico provoca: diminuzione della frequenza cardiaca (bradicardia), aumento della mobilità intestinale, restrizione della pupilla.

Informazioni chiave

Proprietà più importante dei neuroni	Eccitabilità e conduttività
Neuroglia più grande	Astrociti
Neuroglia più piccola	Microglia
Sinapsi più diffuse nel corpo umano	Assodendri
Neuroni più diffusi nel corpo umano	Multipolari
I corpi cellulari di tutti i neuroni sensoriali primari sono localizzati al di fuori del SNC eccetto	I corpi cellulari di neuroni sensoriali primari che formano il nucleo mesencefalico del nervo trigemino che è localizzato nel SNC
I corpi cellulari di tutti i motoneuroni si trovano all'interno del SNC ad eccezione di quelli di	Motoneuroni postgangliari del sistema nervoso autonomo che sono situati nei gangli periferici.
Nervo cranico più grande	Nervo trigemino
Nervo cranico più lungo	Nervo vago
Nervo cranico più piccolo	Nervo trocleare

Capitolo 11
Sistema endocrino

Introduzione

Il sistema endocrino è uno dei due principali sistemi di controllo del corpo oltre al sistema nervoso. Esso svolge un ruolo importante nel mantenimento dell'omeostasi; disturbi ad esso connessi portano a condizioni cliniche importanti quali diabete mellito, sindrome di Cushing e disfunzioni riproduttive.
Il sistema endocrino è costituito da:

- Ghiandole endocrine, presenti come organi distinti e separati (ipofisi, tiroide e paratiroide);
- Masse sparse di cellule endocrine all'interno delle ghiandole esocrine, quali le isole di Langerhans all'interno del pancreas, le cellule interstiziali del testicolo, il corpo luteo dell'ovaio, ecc.
- Cellule neuroendocrine diffuse, come quelli presenti nell'epitelio di rivestimento del duodeno.

11.1 Ghiandole endocrine

Le ghiandole endocrine sono ghiandole senza dotto che versano la loro secrezione direttamente nel flusso sanguigno. La maggior parte dei gruppi di cellule ghiandolari sono disposte in corde o piastre, tali cordoni sono separati da sinusoidi o capillari sanguigni.
La secrezione delle ghiandole endocrine è nota come ormone o messaggero chimico che causa l'attivazione o l'inibizione di tessuti e/o organi bersaglio anche distanti.
Gli ormoni possono essere classificati nei seguenti quattro tipi principali:

- proteine, come l'ormone stimolante la tiroide, l'ormone della crescita, il paratormone, ecc.
- steroidi, come testosterone, progesterone, ecc.
- Piccoli peptidi, come vasopressina, ormone di rilascio della tiroide, ecc.

- Derivati di aminoacidi, come tiroxina, adrenalina, noradrenalina.

Le ghiandole endocrine più importanti del corpo umano sono le seguenti:

- Ghiandola pituitaria o ipofisi cerebrale,
- Ghiandola tiroidea,
- Ghiandole paratiroidi,
- Ghiandole surrenali,
- Ghiandola pineale,
- Timo

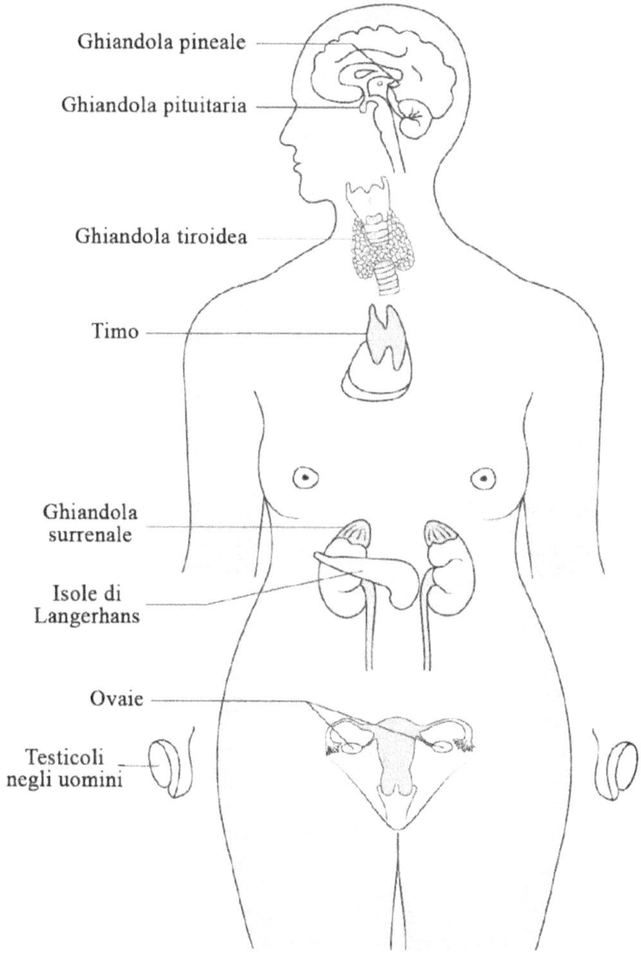

11.1.1 Ghiandola pituitaria (ipofisi)

La ghiandola pituitaria è la ghiandola endocrina più complessa. Si trova nella fossa ossea del cranio al di sotto dell'ipotalamo ed è collegata ad esso da un peduncolo di tessuto chiamato infundibolo. Il chiasma ottico è correlato al tetto della fossa ipofisaria.
La ghiandola pituitaria è costituita da due parti distinte: adenoipofisi (ipofisi anteriore) e neuroipofisi (ipofisi posteriore). Queste due parti si sviluppano da due fonti completamente diverse, pertanto presentano strutture e funzioni differenti. L'adenoipofisi si sviluppa dal rivestimento ectodermale della cavità orale primitiva e la neuroipofisi dall'ipotalamo.

11.1.1.1 Adenoipofisi

L'adenoipofisi può essere suddivisa in tre parti:

- Parte distale,
- Parte intermedia,
- Parte tuberale.

Parte distale

La parte distale costituisce la parte principale dell'adenoipofisi ed è costituita da un cordone di cellule circondate da sinusoidi, la disposizione è adatta allo scarico diretto degli ormoni nel flusso sanguigno. Le cellule che formano i cordoni possono essere cromofobi o cromofili.
Le prime sono di dimensioni inferiori e hanno poca affinità con le macchie istologiche, presentano poco citoplasma solitamente privo di granuli. I cromofobi rappresentano la fase inattiva dei cromofili. Al contrario, i cromofili sono colorabili e più grandi, inoltre possiedono granuli secretori. I cromofili sono di due tipi: acidofili e basofili.
In base alla loro funzione, gli acidofili sono classificati in tre gruppi:

- *Somatotropi:* regolano la crescita corporea secernendo GH (ormone della crescita),
- *Corticosteroidi:* agiscono sulle ghiandole surrenali secernendo ACTH (ormone adrenocorticotropo,
- *Mammotropi:* agiscono sulle ghiandole mammarie secernendo l'ormone prolattina.

I basofili, a loro volta, possono essere suddivisi in base alla loro funzione:

- *Tireotropi:* agiscono sulla tiroide secernendo il TSH (ormone stimolante la tiroide),
- *Gonadotropi:* agiscono sulle gonadi secernendo FSH (ormone follicolo-stimolante), LH (ormone luteinizzante) nel sesso femminile e ICSH (ormone stimolante le cellule interstiziali) nel sesso maschile.

Parte intermedia

Rappresenta una zona stretta costituita da piccole cellule ed è separata dalla parte distale da una fessura interghiandolare. Le cellule della parte intermedia secernono l'ormone stimolante i melanociti (MSH).

Parte tuberale

Essa è un'estensione della parte distale caratterizzata da una forma tubolare che si rivolge verso l'alto e circonda una parte dell'infundibolo. Le cellule al suo interno sono basofile e contengono alcuni granuli. La funzione della parte tuborale è incerta.

Focus clinico

Effetti dell'ipersecrezione dell'ipofisi anteriore: l'ipersecrezione dell'ormone della crescita (GH) dell'ipofisi anteriore porta a gigantismo e acromegalia. La causa più comune di ipersecrezione di GH è il tumore dell'ipofisi. L'eccessiva secrezione di GH comporta crescita eccessiva delle ossa, ingrossamento degli organi interni e crescita di tessuto connettivo in eccesso.

Gigantismo: si verifica quando vi è un'eccessiva secrezione di GH quando le cartilagini epifisarie delle ossa lunghe sono ancora in crescita. Ne consegue una crescita esagerata e prolungata delle ossa lunghe con conseguente gigantismo. Gli individui colpiti sono anormalmente alti.
Acromegalia: si verifica quando vi è un'eccessiva secrezione di GH dopo che l'ossificazione è completa. L'individuo affetto presenta le seguenti caratteristiche: mascella prominente e pesanti creste ossee sopra gli occhi, aumento del diametro delle dita delle mani, dei piedi, delle mani e dei piedi, naso bulboso o largo, lingua allargata, nessun aumento di altezza.

Effetti dell'iposecrezione dell'ipofisi anteriore: l'iposecrezione di GH dell'ipofisi anteriore nei neonati e nei bambini porta al nanismo.

Nanismo ipofisario: in questa condizione medica il soggetto colpito si presenta di piccola statura ma è ben proporzionato e il suo sviluppo mentale non ne risente.

11.1.1.2 Neuroipofisi

Dal punto di vista dello sviluppo, la neuropifosi si presenta come un'escrescenza ventrale del pavimento del diencefalo non contenente neuroni. Essa è costituita da un infundibolo stretto e da una parte nervosa gonfia.
La parte nervosa è costituita da cellule chiamate pituiciti e fibre nervose non mielinizzate che provengono dai corpi cellulari dei neuroni situati nell'ipotalamo. La parte nervosa non secerne alcun ormone ma funge da deposito per la conservazione degli ormoni (ormone antidiuretico e ossitocina) secreti nell'ipotalamo. L'ossitocina stimola la contrazione della muscolatura uterina durante l'ultima parte della gravidanza e svolge anche un'azione contrattile sulle cellule mioepiteliali di alveoli e dotti della ghiandola mammaria, supportando l'espulsione del latte materno. L'ormone antidiuretico (ADH), noto anche come vasopressina, aumenta la permeabilità dei tubuli renali per il riassorbimento dell'acqua, inibendo così la diuresi.
La funzione più importante dell'ormone antidiuretico (ADH) è quella di conservare l'acqua all'interno del corpo. Un fallimento della secrezione di ADH produce una condizione clinica chiamata diabete insipido che clinicamente si presenta sotto forma di passaggio di grandi quantità di urina (5-10 litri al giorno) ed eccessiva sete.

11.1.1.3 Circolazione sanguigna nell'ipofisi

La ghiandola pituitaria è fornita dalle arterie ipofisarie superiori e inferiori dall'arteria carotide interna. Il flusso arterioso della parte anteriore è dato dalla circolazione portale ipotalamo-ipofisaria.
In un primo momento le arterie ipofisarie superiori prima si dividono in capillari per assorbire gli ormoni rilasciati dell'ipotalamo. Successivamente i capillari si riuniscono per formare dei vasi che si rompono nuovamente in capillari nella parte anteriore, rilasciando gli ormoni nei sinusoidi della parte anteriore.

11.1.2 Ghiandola tiroidea

La tiroide è la ghiandola endocrina più grande del corpo umano. Si trova nella parte inferiore del collo ed è costituita da due lobi laterali collegati da un istmo. I lobi sono di forma conica e sono posti ai lati della parte superiore della trachea e della parte inferiore della laringe. L'istmo si estende attraverso la superficie anteriore della trachea di fronte al 3° e 4° anello tracheale.

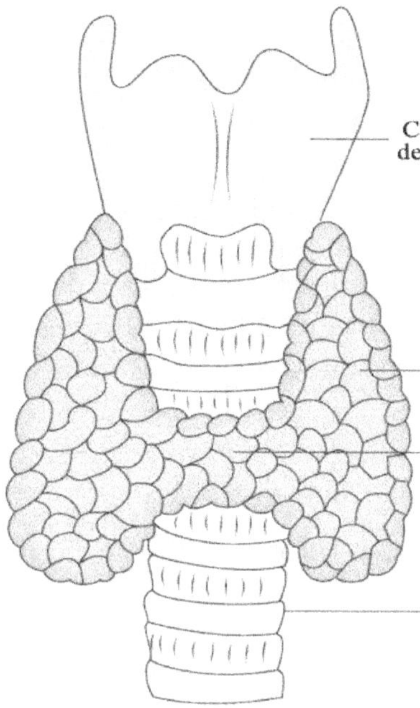

La struttura unitaria della ghiandola tiroidea è chiamata follicolo, esso consiste in uno strato di cellule epiteliali cuboidali che racchiudono una cavità piena di sostanza colloidale.

Le cellule parafollicolari si trovano in una delicata rete di tessuto connettivo tra i follicoli e tra le cellule che compongono la parete follicolare.

Le cellule della tiroide si sviluppano da due diverse fonti:

- Le cellule follicolari si sviluppano dalle cellule endodermiche del dotto tireoglosso,
- Le cellule parafollicolari si sviluppano dalla cresta neurale.

11.1.2.1 Ormoni secreti dalla tiroide

La tiroide secerne tre ormoni:

- T3 (triiodotironina o tiroxina) secreta dalle cellule cuboidali dei follicoli tiroidei,
- T4 (tetraiodotironina o tiroxina) secreta dalle cellule cuboidali dei follicoli tiroidei,
- Calcitonina (tirocalcitonina) secreta dalle cellule parafollicolari.

La tiroxina costituisce la maggior parte degli ormoni secreti dalla tiroide e comprende principalmente gli ormoni T3 e T4. Questi ultimi sono essenziali per la crescita psicosomatica del corpo e per il mantenimento del BMR (tasso metabolico basale) del corpo. Nei tessuti periferici il T4 viene convertito in T3 più attivo. La normale crescita e maturazione degli organi dipende dall'ormone tiroideo.
La calcitonina ricopre un ruolo importante nell'omeostasi del calcio in quanto ne riduce i livelli nel sangue quando è troppo elevato. La sua azione è opposta a quella dell'ormone paratiroideo. La secrezione dell'ormone tiroideo è regolata dal TSH. La diminuzione dei livelli ematici di T3 e T4 porta (per feedback negativo) a una maggiore secrezione di TSH. Lo iodio alimentare è essenziale per la sintesi degli ormoni tiroidei T3 e T4.

11.1.2.2 Circolazione sanguigna nella tiroide

La tiroide è riccamente fornita di sangue. Nello specifico le arterie coinvolte sono l'arteria tiroidea superiore, ovvero un ramo della carotide esterna e l'arteria tiroidea inferiore con un ramo del tronco tireocervicale dell'arteria succlavia.
Il drenaggio venoso avviene grazie alle vene tiroidee superiori e medie presenti nella vena giugulare interna e alle vene tiroidee inferiori della vena brachio-cefalica.

Focus clinico
Ipotiroidismo: l'iposecrezione dell'ormone tiroideo diminuisce il tasso metabolico. Da un punto di vista clinico si presenta con temperatura corporea bassa, aumento di peso, pressione sanguigna ridotta e apatia.
Qualora l'iposecrezione si verifichi durante lo sviluppo iniziale, oltre alla diminuzione della velocità del metabolismo, si presenta uno sviluppo anomalo del sistema nervoso con conseguente ritardo mentale e/o bassa statura. Tale condizione è causata dalla carenza materna di iodio.

Gozzo: esso rappresenta un ingrossamento della ghiandola tiroidea. Un ingrossamento della tiroide senza segni di ipertiroidismo è definito gozzo semplice. Generalmente si sviluppa in stati di carenza di iodio nella dieta. La carenza di iodio porta a una ridotta secrezione di T3 e T4. I bassi livelli di T3 e T4 a loro volta stimolano la secrezione di TSH dalla ghiandola pituitaria. L'aumento della secrezione di TSH provoca iperplasia della ghiandola tiroidea.

Ipertiroidismo: l'ipersecrezione dell'ormone tiroideo aumenta il tasso metabolico. Clinicamente è rilevabile attraverso temperatura corporea elevata, perdita di peso, pressione alta, esoftalmo (protrusione dei bulbi oculari) e tiroide ingrossata. Questa sindrome è anche nota come tireotossicosi o morbo di Graves.

11.1.3 Ghiandole paratiroidi

La maggior parte degli individui è dotata di quattro ghiandole paratiroidi. Si tratta di piccoli corpi ovali di colore marrone giallastro. Le due ghiandole paratiroidi (superiore e inferiore) sono posizionate sulla superficie posteriore di ciascun lobo laterale della tiroide. Le cellule delle ghiandole paratiroidi sono densamente raggruppate in masse o cordoni piuttosto che in follicoli.

11.1.3.1 Ormoni secreti dalle ghiandole paratiroidi

Le ghiandole paratiroidi secernono l'ormone paratiroideo (PTH), chiamato anche paratormone. Esso è importante per mantenere i corretti livelli di calcio nel sangue in quanto mobilita il calcio presente nelle ossa. L'ormone paratiroideo inibisce l'attività osteoblastica e promuove l'attività osteoclastica dell'osso, inoltre converte la vitamina D nel principio attivo 1,25-diidrossicolecalciferolo nel rene, aumentando così l'assorbimento del calcio nei reni.
Tuttavia è bene sottolineare che un eccessivo aumento dei livelli di calcio nel sangue deprime l'attività paratiroidea.
Il paratormone e la calcitonina della tiroide agiscono in modo complementare per mantenere i livelli di calcio nel sangue entro un intervallo normale. Ciò è fondamentale per la contrazione muscolare, la coagulazione del sangue e la trasmissione degli impulsi nervosi.

11.1.3.2 Circolazione sanguigna nelle ghiandole paratiroidi

Le ghiandole paratiroidi sono fornite dall'arteria tiroidea inferiore.

Focus clinico

Ipoparatiroidismo: tale condizione si verifica più comunemente a causa dell'atrofia o della rimozione chirurgica involontaria delle ghiandole paratiroidi. Essa porta ad un calo del livello di calcio nel sangue (ipocalcemia) che provoca ipereccitabilità e spasmi muscolari scheletrici dolorosi, provocando il caratteristico piegamento verso l'interno di mani, avambracci e piedi. Ne consegue una condizione clinica chiamata tetania.

Iperparatiroidismo: questa condizione verifica più comunemente a causa dell'adenoma paratiroideo. Determina osteoporosi e conseguenti fratture patologiche, formazione di calcoli renali, debolezza muscolare e calcificazione dei tessuti molli.

11.1.4 Ghiandole surrenali

Nel corpo umano sono presenti due ghiandole surrenali, destra e sinistra, posizionate ciascuna sul polo superiore di ciascun rene. La ghiandola surrenale destra ha la forma di un cappello e la sinistra è di forma semilunare. Come i reni, anche le ghiandole sono retroperitoneali e circondate da abbondante tessuto adiposo.
Ogni ghiandola surrenale è un organo costituito da due parti distinte che sono evolutivamente, strutturalmente e funzionalmente differenti. Nello specifico:

- una parte esterna, chiamata corteccia surrenale,
- una parte interna, chiamata midollo surrenale.

La corteccia surrenale si sviluppa dal mesoderma mentre il midollo surrenale si sviluppa dalla cresta neurale.

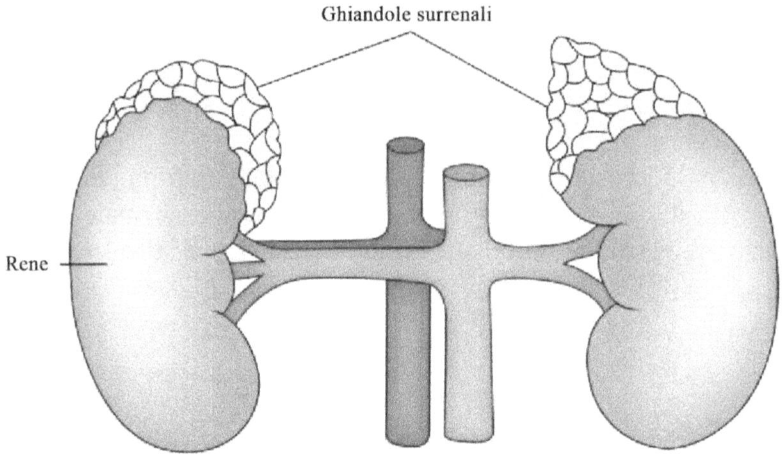

11.1.4.1 Corteccia surrenale

La corteccia surrenale è la parte più esterna della ghiandola surrenale. Essa è suddivisa in tre zone distinte:

- Una zona esterna, chiamata zona glomerulare, che secerne ormoni mineralcoticoidi. Ne è un esempio l'aldosterone che aumenta il riassorbimento di ioni sodio e la secrezione di ioni potassio e idrogeno.
- Una zona mediana, chiamata zona fascicolata, che secerne ormoni glucocorticoidi come il cortisolo.

- Una zona interna, chiamata zona reticolata, che secerne androgeni surrenali come gli ormoni sessuali.

Tutti gli ormoni (mineralocorticoidi, glucocorticoidi e ormoni sessuali) secreti dalla corteccia surrenale sono classificati come steroidi.

11.1.4.2 Midollo surrenale

Il midollo surrenale rappresenta la parte morbida interna della ghiandola surrenale. È costituito da cellule che sono disposte in gruppi anastomosi e sono strettamente associate alle sinusoidi. Le cellule del midollo surrenale sono chiamate cellule cromaffini in quanto i granuli secretori all'interno del loro citoplasma si colorano specificamente di marrone quando trattati con una soluzione di cromato di potassio.
Le cellule cromaffini secernono catecolamine di due tipi: epinefrina e noradrenalina. Il rilascio di catecolamine dal midollo è controllato dai nervi simpatici.
Le secrezioni midollari derivano da reazioni emotive, eccitazione sessuale o stress. In generale, gli ormoni del midollo surrenale preparano il corpo a una forte attività muscolare e a reagire.

11.1.4.3 Circolazione sanguina nelle ghiandole surrenali

Ogni ghiandola surrenale è fornita da tre arterie: l'arteria surrenale superiore, l'arteria surrenale media e l'arteria surrenale inferiore.
Il drenaggio venoso avviene attraverso la vena surrenale destra e la vena surrenale sinistra.

Focus clinico
Sindrome di Cushing: si tratta di una condizione clinica che deriva da ipersecrezione della corteccia surrenale attraverso ipersecrezione di cortisolo, androgeni e aldosterone. I segni e sintomi caratteristici della sindrome di Cushing sono: accumulo di tessuto adiposo nel viso, nel collo e nel tronco del corpo, aumento dei livelli di glucosio nel sangue, atrofia del tessuto linfoide e diminuzione della risposta immunitaria.

Sindrome adrenogenitale: questa condizione si verifica a causa dell'ipersecrezione di androgeni surrenali ed è solitamente associata alla sindrome di Cushing. È caratterizzata dallo sviluppo precoce dei caratteri sessuali secondari nei bambini e dalla mascolinizzazione nelle bambine.

Feocromocitoma: si tratta di un tumore benigno che nasce dalle cellule cromaffini del midollo surrenale. Provoca ipersecrezione di adrenalina e noradrenalina.

Neuroblastoma: si tratta di un tumore maligno che origina dalle cellule del midollo surrenale. Si presenta nei neonati e nei bambini di età inferiore ai 15 anni. I tumori che si sviluppano precocemente tendono ad essere altamente maligni.

11.1.5 Ghiandola pineale

La ghiandola pineale è una piccola escrescenza a forma di cono situata nell'estremità superiore del diencefalo. Si trova al di sotto dello splenio del corpo calloso ed è attaccata al terzo ventricolo. La ghiandola pineale è di colore bruno-rossastro ed è considerata una ghiandola neuroendocrina fotosensibile.
Essa è costituita da cellule epitelioidi chiamate pinealociti, cellule neurogliali e può contenere granuli calcarei chiamati "sabbia cerebrale". È riccamente fornita da capillari e fibre simpatiche.

11.1.5.1 Ormoni secreti dalla ghiandola pineale

La ghiandola pineale secerne due ormoni: la melatonina e la serotonina. La secrezione pineale è influenzata dalla luce, ne consegue che la secrezione è maggiore durante l'oscurità e minore nei momenti di luce.
La melatonina diminuisce la secrezione dell'ormone di rilascio di gonadotropina (GnRH) dall'ipotalamo, inibendo lo sviluppo degli organi riproduttivi. La serotonina è un efficace vasodilatatore.
Le concrezioni pineali composte da fosfati di calcio, magnesio fosfato e carbonati iniziano a comparire durante la mezza età ma non sono indicativi di cambiamenti degenerativi: lo stato secretorio della ghiandola non è influenzato dall'aspetto delle concrezioni pineali.

11.1.5.2 Funzioni della ghiandola pineale

Le funzioni della ghiandola pineale sono contraddittorie e non ancora del tutto conosciute. Tuttavia, alla ghiandola pineale vengono attribuite le seguenti funzioni:

- Coordinamento dei ritmi circadiani e diurni di molti tessuti del corpo,
- Inibizione della crescita e dello sviluppo degli organi sessuali prima della pubertà,

- Influenza sulle attività di adenoipofisi, neuroipofisi, pancreas endocrino, paratiroidi, ghiandole surrenali, e gonadi.

11.1.5.3 Circolazione sanguigna nella ghiandola pineale

La ghiandola pineale è fornita dall'arteria coroidale posteriore.

Focus clinico
Calcificazione della ghiandola pineale: al raggiungimento della mezza età si accumulano depositi calcarei nella ghiandola pineale. La calcificazione della ghiandola pineale è spesso rilevabile nelle radiografie del cranio.

11.1.6 Timo

Per approfondimenti sulla struttura del timo si invita a consultare il capitolo dedicato al sistema linfatico.

11.1.6.1 Ormoni secreti dal timo

La ghiandola del timo secerne un ormone chiamato timosina necessario per lo sviluppo dei linfociti T per l'immunità cellulo-mediata.

11.2 Masse di cellule endocrine in ghiandole esocrine

Oltre alla presenza di tessuti endocrini in ghiandole endocrine distinte come l'ipofisi o la tiroide, vi sono alcuni tessuti endocrini che si presentano come masse all'interno di una ghiandola esocrina. Ne sono esempi le isole di Langerhans del pancreas, le cellule interstiziali (cellule di Leydig) del testicolo e il corpo luteo dell'ovaio.

11.2.1 Isole di Langerhans

Il pancreas è una ghiandola con funzioni sia esocrine che endocrine. La principale funzione esocrina è svolta dagli acini pancreatici che producono enzimi digestivi. La sua funzione endocrina è svolta dalle isole di Langerhans, masse epiteliali altamente vascolari sparse nel tessuto ghiandolare esocrino.
Tra le cellule che compongono questa massa sono presenti perlopiù: cellule alfa e cellule beta, queste ultime molto più numerose rispetto alle prime. Le cellule B producono insulina, la quale svolge un ruolo importante nel metabolismo dei carboidrati. Senza questo ormone, infatti, le cellule del corpo non sono in grado di utilizzare il glucosio per formare glicogeno, causando una diminuzione del livello di zucchero nel sangue e un aumento del livello di glicogeno nel fegato. Le cellule A producono glucagone. Il suo effetto è opposto a quello dell'insulina. Il glucagone aumenta il livello di zucchero nel sangue favorendo la glicogenolisi nel fegato.

Focus clinico
Diabete mellito: si tratta di una condizione clinica che deriva da carenza di insulina. È caratterizzato da iperglicemia e glicosuria di gravità variabile. Clinicamente si presenta come polifagia (eccessiva alimentazione), polidipsia (eccessiva sete) e poliuria (eccessiva orinazione).

11.2.2 Gonadi

11.2.2.1 Testicoli

I testicoli sono due organi piccoli dalla forma ovoidale situati all'interno dello scroto. Il testicolo ha funzioni sia esocrine che endocrine. La funzione esocrina è data dalla produzione di spermatozoi, mentre la funzione endocrina del testicolo è data dalla produzione di ormoni steroidei come il testosterone.
Il testicolo è costituito da un gran numero di tubuli seminiferi che producono spermatozoi. Tra questi tubuli sono presenti cellule interstiziali sciolte note anche come cellule di Leydig. Si tratta di cellule endocrine il cui compito è la produzione di testosterone, l'ormone maschile.
Oltre a stimolare lo sviluppo delle caratteristiche sessuali secondarie maschili durante la pubertà, le altre funzioni del testosterone sono le seguenti:

- Supporta lo sviluppo degli organi riproduttivi maschili durante la vita embrionale,
- Fondamentale per il mantenimento della produzione di sperma,
- Influenza il comportamento,
- Regola la produzione di GnRH nell'ipotalamo.

Le cellule di Sertoli dei tubuli seminiferi producono un ormone polipeptidico chiamato inibina che inibisce la secrezione di FSH da parte dell'ipofisi anteriore.

11.2.2.2 Ovaio

Le ovaie sono due piccoli organi a forma di mandorla che si trovano nella fossa ovarica in corrispondenza della parete pelvica laterale su ciascun lato. Ogni ovaia è attaccata alla superficie posteriore dell'ampio legamento dell'utero da una breve piega peritoneale chiamata mesovario.
In quanto ghiandola endocrina, l'ovaio secerne gli ormoni steroidei necessari per preparare l'endometrio all'impianto dell'ovulo fecondato. Gli ormoni sono prodotti dalle cellule stromali che sono disposte in due zone distinte intorno ai follicoli ovarici: la zona interna conosciuta come teca follicolare interna e la zona esterna conosciuta come teca follicolare esterna.
Le cellule della teca interna secernono l'ormone estrogeno che stimola la proliferazione dell'endometrio, mentre la teca esterna rimane piccola e compatta e non ha alcuna funzione secretoria.
Dopo l'ovulazione, le cellule del follicolo si modificano: si dividono e allargano rapidamente, successivamente si organizzano in fibrosi per formare il corpo luteo. Quest'ultimo funge da ghiandola endocrina. Il corpo luteo è costituito da un'area centrale di coagulo sanguigno e da un'ampia area periferica costituita da cellule di luteina granulose gialle ricche di lipidi. Le cellule ingrossate secernono progesterone. Se avviene la fecondazione, il corpo luteo aumenta di dimensioni e continua a secernere il progesterone necessario per mantenere la gravidanza fino alla formazione della placenta.

11.3 Cellule neuroendocrine diffuse

Nell'organismo sono presenti delle cellule neuroendocrine sparse come le cellule iuxtaglomerulari, produttrici di renina nel rene, o le cellule endocrine e enteroendocrine

associate all'intestino, che si trovano sparse nello strato epiteliale principalmente dello stomaco e dell'intestino tenue.
Le cellule enteroendocrine dello stomaco producono gastrina, la quale agisce sulle ghiandole dello stesso organo, lo stomaco, per secernere acido cloridrico (HCl) e sulle cellule del duodeno per produrre quattro ormoni:

- Secretina: provoca la secrezione di succo pancreatico,
- Colecistochinina: provoca la secrezione di bile,
- Pancreozimina: provoca la secrezione di enzimi pancreatici,
- Enterogastrone: inibisce la peristalsi dello stomaco per ridurre la sua secrezione acida.

Informazioni chiave

Ghiandola più complessa del corpo umano	Ghiandola pituitaria
Ghiandola endocrina più grande del corpo umano	Ghiandola tiroidea
Ghiandola endocrina più vascolarizzata nel corpo umano	Ghiandola tiroidea
Tutte le ghiandole endocrina rilasciano le loro secrezioni direttamente dai follicoli al flusso sanguigno ad eccezione di:	Ghiandola tiroide, la quale prima immagazzina le secrezioni e successivamente le rilascia al bisogno

Capitolo 12
Apparato digerente e apparato respiratorio

Introduzione all'apparato digerente

L'apparato digerente è costituito dal tratto digerente e dagli organi associati alla digestione, ovvero denti, lingua, ghiandole salivari, fegato, cistifellea e pancreas.
Tale sistema fornisce acqua, elettroliti, vitamine e sostanze nutritive al corpo grazie al supporto del sistema circolatorio.
Le funzioni e processi dell'apparato digerente sono i seguenti:

- Ingestione: assunzione di cibo attraverso la bocca,
- Masticazione: movimenti della mascella inferiore durante la masticazione per tritare il cibo e mescolarlo alla saliva,
- Deglutizione: deglutizione del cibo in modo che passi dalla bocca allo stomaco,
- Digestione: decomposizione chimica del materiale alimentare,
- Assorbimento: le molecole nutritive vengono assorbite nel sistema circolatorio attraverso la membrana mucosa dell'intestino tenue,
- Peristalsi: contrazioni intestinali ritmiche ondulate che muovono il cibo attraverso il tratto digestivo,
- Defecazione: eliminazione del materiale di scarto attraverso l'ano.

12.1 Il tratto digerente

Il tratto digerente si estende dalla bocca all'ano. Si tratta di un passaggio tubolare di circa 10 metri di lunghezza. In successione dall'estremità prossima a quella distale, tale tubo è costituito dalle seguenti parti:

- Bocca (cavità orale)	- Stomaco	- Intestino Retto
- Faringe	- Intestino Tenue	- Canale Anale
- Esofago	- Intestino Crasso	

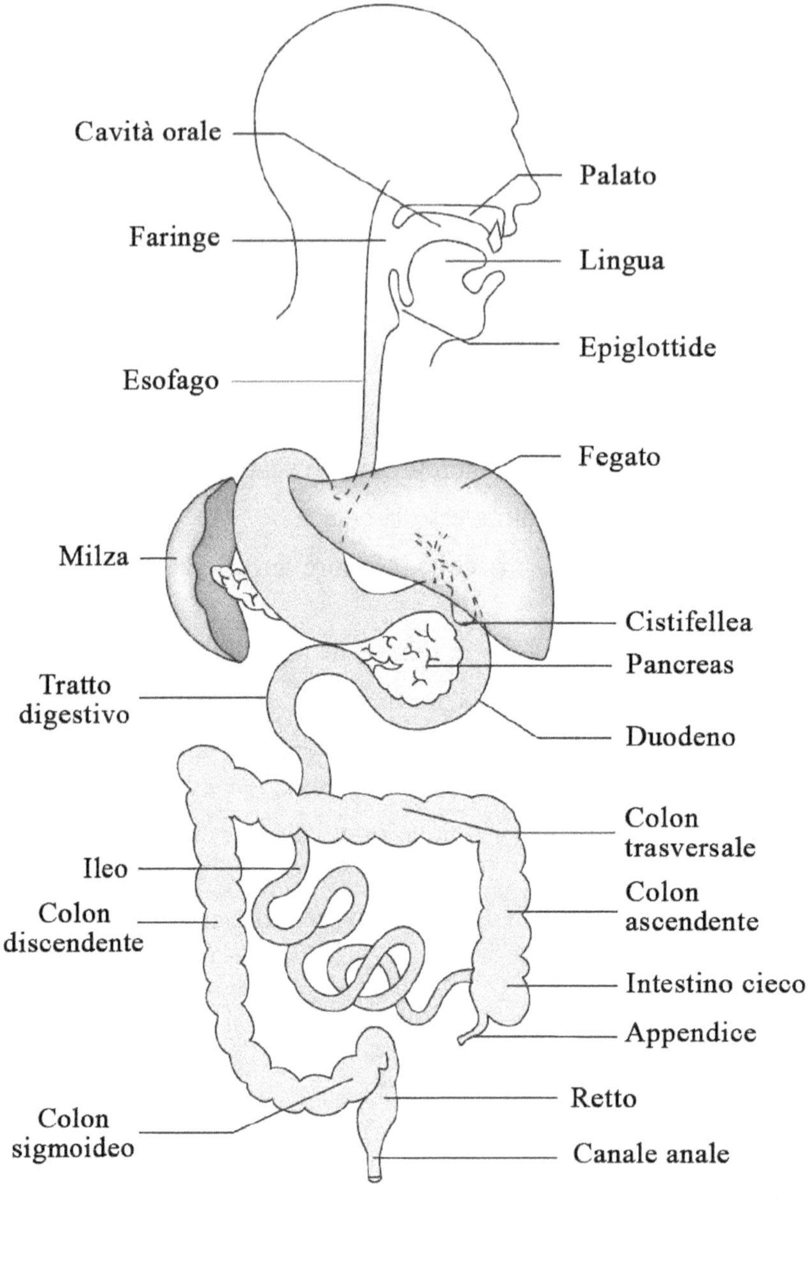
Cavità orale
Palato
Faringe
Lingua
Epiglottide
Esofago
Fegato
Milza
Cistifellea
Pancreas
Tratto digestivo
Duodeno
Colon trasversale
Ileo
Colon ascendente
Colon discendente
Intestino cieco
Appendice
Retto
Colon sigmoideo
Canale anale

12.1.1 Bocca (cavità orale)

La bocca rappresenta la prima parte del tratto digerente. È delimitata anteriormente dalle labbra, lateralmente dalle guance, superiormente dal palato e inferiormente da un pavimento muscolare. La cavità orale comunica esternamente attraverso una fessura tra le labbra superiori e inferiori, chiamata orifizio orale, e internamente attraverso le fauci nella faringe.
La cavità orale è divisa in due parti: vestibolo e cavità orale propriamente detta.
Il vestibolo è uno spazio a forma di ferro di cavallo al di fuori delle gengive e dei denti e all'interno delle labbra e delle guance.
La cavità orale vera e propria è delimitata dallo spazio all'interno di denti e gengive. Contiene una lingua che è attaccata al suo pavimento. I denti formano due arcate dentarie, una posta nella mascella superiore e l'altra nella mascella inferiore.
La cavità orale è rivestita da epitelio non cheratinizzato squamoso stratificato protettivo. Il rivestimento mucoso del palato, delle labbra e delle guance contiene ghiandole salivari minuscole che mantengono umido il rivestimento epiteliale della cavità orale.

12.1.1.1 Labbra e guance

Le labbra sono pieghe muscolari a protezione dell'orifizio orale, mentre le guance formano le pareti laterali della cavità orale. Le labbra e le guance sono rivestite internamente da mucosa ed esternamente da pelle.
Le labbra e le guance svolgono un ruolo importante nel processo di masticazione in quanto aiutano a manipolare il cibo all'interno della cavità orale e mantengono il cibo in posizione per una corretta frantumazione e taglio da parte dei denti.

12.1.1.2 Denti

I denti sono incorporati nelle cavità del processo alveolare della mandibola e della mascella. In un individuo adulto, ci sono 32 denti, 16 in ciascuna mascella. Negli esseri umani i denti vengono sostituiti solo una volta (difiodonte) a differenza dei vertebrati non mammiferi dove i denti vengono costantemente sostituiti per tutta la vita (polifiodonti).
I denti nell'uomo sono eterodonti, ovvero variano strutturalmente e sono adattati a manipolare il cibo in modi diversi. I denti sono classificabili in:

- Incisivi (4 coppie, superiore e inferiore): sono a forma di scalpello e adatti per tagliare e tranciare il cibo,

- Canini (2 coppie, superiore e inferiore): sono a forma di cono e idonei a trattenere e strappare,
- Premolari (4 coppie, superiore e inferiore),
- Molari (6 coppie, superiore e inferiore).

I premolari e i molari hanno superfici arrotondate irregolari dette cuspidi e sono adatti per frantumare e macinare il cibo.

12.1.1.3 Lingua

La lingua è un grande organo muscolare che occupa la maggior parte della cavità orale. È costituita da due tipi di muscoli: muscoli intrinseci, che si trovano all'interno della lingua stessa, e muscoli estrinseci, che sono esterni alla lingua ma attaccati ad essa.
I muscoli intrinseci sono responsabili del cambiamento della forma della lingua, come durante la deglutizione, mentre i muscoli estrinseci si occupano del movimento.
La lingua è il principale organo sensoriale del gusto: le papille gustative si trovano sulla superficie dorsale della lingua. La superficie ventrale della lingua è ricoperta da una sottile membrana mucosa che si riflette sul pavimento della cavità orale.
La cavità orale insieme alle labbra e alle guance mantiene il cibo in posizione durante la masticazione. La lingua svolge anche un ruolo importante nella deglutizione del cibo e dell'acqua.

12.1.2 Faringe

La faringe rappresenta un passaggio caratterizzato dalla forma di imbuto lungo circa 12,5 cm e che collega le cavità orale e nasale all'esofago e alla laringe. Essa riceve il bolo di cibo dalla cavità orale e lo passa all'esofago. La giunzione faringo-esofagea è il sito più stretto del tubo digerente.
A fini descrittivi, la faringe può essere divisa in tre parti: rinofaringe, orofaringe e laringofaringe in base alla posizione della parte: rispettivamente dietro la cavità nasale, dietro la cavità orale e dietro la cavità laringea.
La nasofaringe fa parte dell'apparato respiratorio mentre l'rinofaringe e la laringofaringe sono passaggi comuni sia all'apparato respiratorio che a quello digerente.
La muscolatura della faringe è costituita da muscoli volontari ma non è sotto il controllo volontario. L'interno è rivestito da epitelio squamoso stratificato protettivo.

12.1.3 Esofago

L'esofago è un tubo muscolare lungo circa 25 cm che collega la faringe allo stomaco. L'esofago trasporta il bolo di cibo dalla faringe allo stomaco mediante movimenti peristaltici e rappresenta la parte più muscolare del tubo digerente. Sebbene la muscolatura nella metà superiore dell'esofago sia costituita da muscoli volontari, essi non sono sotto controllo volontario. La muscolatura nella metà inferiore è invece formata da muscoli involontari.
Il lume della porzione terminale dell'esofago è ristretto a causa dell'ispessimento delle fibre muscolari circolari nella sua parete, le quali formano lo sfintere gastroesofageo inferiore il cui compito è quello di impedire il riflusso del cibo dallo stomaco nell'esofago. La presenza di cibo nell'esofago provoca il rilassamento dello sfintere gastroesofageo e consente al cibo di entrare nello stomaco. Il cibo ingerito impiega circa 5-10 secondi per raggiungere lo stomaco.
Lo sfintere all'estremità superiore dell'esofago è formato dal muscolo cricofaringeo della faringe che impedisce all'aria di passare nell'esofago durante l'inspirazione.
Il lume dell'esofago è rivestito da epitelio squamoso stratificato non cheratinizzato protettivo.

12.1.4 Stomaco

Lo stomaco rappresenta la parte più estensibile del tratto gastrointestinale e si trova nella regione epigastrica della cavità addominale sotto il diaframma. È una sacca dalla forma simile ad una J che collega l'esofago con il duodeno. La quantità di succo gastrico che viene prodotto quotidianamente dalle apposite cellule secretorie è di circa 2 litri.
Tale succo è costituito da acqua, sali minerali, muco, acido cloridrico, fattore intrinseco e pepsinogeni. L'acido cloridrico uccide i microbi ingeriti e converte il pepsinogeno inattivo in pepsina attiva.
Le principali funzioni dello stomaco possono essere riassunte come segue:

- Conservazione del cibo miscelato con le secrezioni gastriche,
- Avvio della digestione delle proteine,
- Spostamento del cibo nell'intestino tenue sotto forma di materia pastosa detta chimo.

Il cibo viene immagazzinato nello stomaco fino a quando non passa a una velocità controllata nel duodeno. Lo sbocco dello stomaco, definito piloro, è custodito da uno sfintere resistente di fibre muscolari circolari (sfintere pilorico).

12.1.5 Intestino tenue

L'intestino tenue è un lungo tubo muscolare cavo di circa 6 metri che collega lo stomaco con l'intestino crasso. Si trova al centro della cavità addominale circondata dall'intestino crasso.

L'intestino tenue è diviso in tre parti: duodeno, digiuno e ileo.

Il duodeno è un tubo caratterizzato da una forma di C e una lunghezza di circa 25 cm. Questo tratto collega il piloro dello stomaco al digiuno. La concavità del duodeno è rivolta verso sinistra ed è occupata dalla testa del pancreas.

Il duodeno riceve la bile dal fegato e dalla cistifellea attraverso il dotto biliare comune e le secrezioni pancreatiche attraverso il dotto pancreatico. Entrambi questi dotti si uniscono per formare un ingresso comune nel duodeno definito ampolla epatopancreatica, la quale accede al duodeno attraverso il suo aspetto concavo sinistro. Nel duodeno continua la digestione e inizia l'assorbimento di acqua e prodotti digestivi.

Digiuno e ileo, insieme, formano l'intestino tenue. Il digiuno è lungo circa 2 metri e si estende dal duodeno all'ileo. L'ileo è lungo circa 3 metri e collega il digiuno con il cieco.

L'intestino tenue è supportato dal mesentere vero e proprio ma, poiché la sua radice è lunga solo 15 cm, l'intestino tenue si sviluppa in pieghe chiamate anse.

La funzione principale dell'intestino tenue è l'assorbimento dei nutrienti dal cibo digerito. Per soddisfare tale funzione, la superficie della mucosa dell'intestino tenue può essere aumentata grazie alla presenza di pieghe circolari della mucosa e della sottomucosa chiamate pliche circolari e grazie alla presenza di villi intestinali. Questi ultimi sono proiezioni della mucosa dalla forma simile a dita.

Poiché l'intestino è esposto a tossine e microrganismi, per la sua protezione vi sono aggregazioni di tessuto linfoide nella mucosa, dette placche di Peyer, che sono solitamente concentrate lungo il bordo antimesenterico. La concentrazione delle placche di Peyer è massima nella porzione terminale dell'ileo.

12.1.6 Intestino crasso

L'intestino crasso è lungo 1,5 metri e si estende dalla giunzione ileo-cecale all'orifizio anale. Esso è diviso nelle seguenti parti:

- Cieco e appendice,
- Colon ascendente,
- Colon trasverso,
- Colon discendente
- Colon sigmoideo
- Retto
- Canale anale

L'intestino crasso non ha alcuna funzione digestiva ma assorbe acqua ed elettroliti dal chimo che riceve dall'intestino tenue. Durante tale processo avviene la formazione delle feci, le quali vengono immagazzinate nel colon sigmoideo e infine evacuate attraverso il retto e il canale anale.
La membrana mucosa dell'intestino crasso non presenta pieghe se non nella porzione rettale. Non sono presenti nemmeno villi. Le ghiandole intestinali sono lunghe e caratterizzate dalla numerosa presenza di cellule caliciformi e assorbenti. Nello strato sottomucoso, è osservabile più tessuto linfoide che in qualsiasi altra parte del tubo digerente in quanto esso rappresenta una difesa non specifica contro microbi residenti e non.
Dopo il pasto la motilità dell'intestino crasso aumenta e, di conseguenza, la materia fecale (feci) viene spinta nel retto. La distensione del retto funge da stimolo per avviare il riflesso della defecazione affinché si verifichi l'espulsione dei materiali di scarto.

12.1.7 Ghiandole digestive

12.1.7.1 Ghiandole salivari

Si tratta di ghiandole accessorie della digestione il cui compito è la produzione di saliva, la quale agisce come solvente per la pulizia dei denti e lo scioglimento degli elementi chimici presenti negli alimenti; inoltre contiene enzimi (ptialina, lisozimi, ecc.). La ptialina digerisce l'amido, i lisozimi sono battericidi e le mucose lubrificano il cibo e la cavità orale.

Le ghiandole salivari possono essere classificate in due gruppi:

- Ghiandole salivari minori
- Ghiandole salivari maggiori

Le ghiandole salivari minori sono numerose e hanno le dimensioni di una capocchia di spillo. Si trovano nelle mucose del palato, delle guance e delle labbra dove producono piccole quantità di saliva.
Esistono tre paia di ghiandole salivari maggiori: parotide, sottomandibolare e sublinguale che si trovano all'esterno della cavità orale. La ghiandola parotide è più grande e si trova sotto e davanti all'orecchio esterno, la ghiandola sottomandibolare si trova all'interno e al di sotto della mandibola e la a ghiandola sublinguale si trova sotto la mucosa del pavimento della bocca sul lato della lingua.
Il dotto parotideo si apre nel vestibolo della bocca di fronte al secondo molare superiore, mentre il dotto sottomandibolare si apre nel pavimento della cavità orale vera e propria su una papilla situata dietro gli incisivi inferiori. Infine i dotti sublinguali, numerosi e piccoli, si aprono nel pavimento della bocca su una cresta posteriore alla papilla del dotto sottomandibolare.

Focus clinico
Malattie delle ghiandole salivari: le malattie più comuni che colpiscono le ghiandole salivari sono l'infezione, la formazione di calcoli nella ghiandola sottomandibolare e i tumori della ghiandola parotide. La parotite è la condizione clinica più comune delle ghiandole salivari.

12.1.8 Fegato

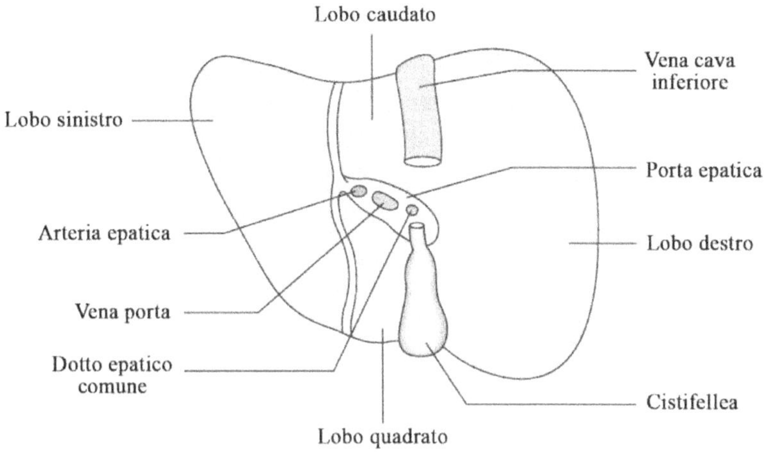

Il fegato rappresenta il più grande organo interno del corpo e pesa circa 1.500 grammi in un adulto. Si presenta di colore bruno-rossastro e si trova nella porzione superiore destra della cavità addominale, immediatamente sotto il diaframma. La sua forma può ricordare vagamente quella di un triangolo con la base diretta verso destra e l'apice appuntito che raggiunge il 5° spazio intercostale della linea medio-clavicolare.
La superficie diaframmatica è collegata al diaframma e alle pareti corporee adiacenti e la sua superficie viscerale è collegata agli organi addominali. È diviso in due lobi maggiori, sinistro e destro, e due lobi minori, caudato e quadrato. I vasi, i dotti e i nervi entrano ed escono dal fegato attraverso un'area depressa sulla sua superficie inferiore. La sostanza interna del fegato è suddivisa in segmenti (segmenti epatici) sulla base della ramificazione del dotto biliare e dei vasi epatici.
Il fegato presenta una struttura uniforme costituita da fogli anastomosi delle cellule epatiche chiamate placche epatiche e separate da ampi spazi capillari detti sinusoidi. Questi ultimi sono rivestiti dalle cellule fagocitiche di Kupffer.
Le placche epatiche sono organizzate in unità funzionali chiamate lobuli epatici. Ogni lobulo è esagonale, al centro di ciascun lobulo vi è una vena centrale, mentre nella zona periferica vi sono i rami della vena porta, dell'arteria epatica e del dotto biliare interlobulare che insieme formano la triade portale. Ne consegue che il fegato è dotato di un doppio apporto di sangue: dall'arteria epatica e dalla vena porta. Il sangue della vena porta (ricco di nutrienti e deossigenato) e il sangue dell'arteria epatica circolano attraverso i sinusoidi e riforniscono le cellule del fegato e prima di uscire attraverso le vene epatiche.

Nel fegato vi sono unità ancora più piccole dei lobuli epatici: gli acini epatici. Ciascun acino è costituito da un'area di tessuto epatico fornita da un'arteriola epatica che corre lungo la linea di giunzione di due lobuli epatici. A ciascuna estremità dell'acino si trova la vena centrale.
Le cellule epatiche secernono la bile in canali sottili chiamati canalicoli biliari situati all'interno di ciascuna placca epatica. Questi canalicoli sono spazi presenti tra le membrane plasmatiche delle cellule epatiche adiacenti. I canalicoli biliari si uniscono per formare dotti interlobulari, che a loro volta formano dotti interlobari più grandi della triade portale. I dotti interlobulari più grandi si uniscono per formare dotti epatici che portano la bile via dal fegato.
Le funzioni più importanti del fegato possono essere riassunte come segue:

- Permette il metabolismo di carboidrati, grassi e proteine,
- Disintossica l'organismo da sostanze nocive e da droghe,
- Rilascia la bile,
- Produce calore.

12.1.8.1 Secrezione biliare

Il fegato secerne ogni giorno circa 1 litro di bile nell'albero biliare. Tra i costituenti della bile vi sono i sali biliari e i pigmenti biliari. I pigmenti biliari producono il colore caratteristico delle feci, mentre i sali biliari aiutano nella digestione dei grassi mediante emulsionamento.

Focus clinico
Malattie epatiche comuni: includono l'epatite, la cirrosi epatica, l'ascesso epatico amebico, i tumori, ecc. Le malattie del fegato sono spesso caratterizzate da ittero, ovvero una colorazione gialla della pelle causata dall'eccessivo pigmento biliare nel plasma sanguigno.

12.1.9 Cistifellea

La cistifellea è una sacca dalla forma a pera attaccata alla superficie inferiore del lobo destro del fegato. La cistifellea immagazzina e concentra la bile che riceve dal fegato attraverso i dotti epatici e i dotti cistici.
La bile è un liquido verde-giallastro contenente sali biliari e pigmenti biliari. Quando il chimo grasso entra nel duodeno dallo stomaco, le ghiandole intestinali della mucosa

duodenale rilasciano l'ormone chiamato colecistochinina che induce la contrazione della muscolatura della cistifellea e la bile viene versata nel duodeno.

Focus clinico
Calcoli biliari: una condizione clinica comune rappresenta lo sviluppo di calcoli biliari. La bile è costituita da vari sali, pigmenti e colesterolo che si concentrano man mano che l'acqua viene rimossa. Normalmente il colesterolo rimane in soluzione ma in determinate condizioni si arrivano a formare dei cristalli solidi chiamati calcoli biliari.

12.1.10 Pancreas

Il pancreas è una ghiandola lunga, morbida e lobulata che si estende attraverso la parete addominale posteriore dietro lo stomaco. Presenta un estremo più espanso in prossimità del duodeno, un corpo localizzato centralmente e una coda affusolata vicino alla milza. Agisce sia come ghiandola esocrina che endocrina.
Gli acini pancreatici secernono succo pancreatico (secrezione esocrina) che passa al duodeno attraverso il dotto pancreatico. Il dotto pancreatico si unisce al dotto biliare comune per formare l'ampolla di Vater, la quale si apre nella seconda parte del duodeno. Il succo pancreatico è fortemente alcalino (pH = 8) per la presenza di carbonati, ciò permette di neutralizzare il chimo acido quando entra nel duodeno. Gli enzimi nel succo pancreatico sono tripsina, amilasi e lipasi. La tripsina aiuta nella digestione dei carboidrati, l'amilasi nella digestione dell'amido e la lipasi nella digestione dei grassi.
Le isole pancreatiche di Langerhans secernono ormoni, ovvero insulina e glucagone (secrezione endocrina).

Focus clinico
Tumore del pancreas: si tratta di un tumore estremamente fatale a causa delle sue funzioni esocrine ed endocrine vitali. Inoltre, la chirurgia pancreatica rappresenta un problema poiché il pancreas è costituito da tessuto vascolare spugnoso difficile da suturare.

12.2 Il sistema respiratorio

Il sistema respiratorio è responsabile della respirazione, ovvero il processo di inalazione ed espirazione dell'aria.
La respirazione può essere suddivisa in quattro processi:

- Movimento dell'aria dentro e fuori i polmoni,
- Scambio gassoso fra l'aria nei polmoni e il sangue,
- Trasporto di ossigeno (O_2) e anidride carbonica (CO_2) nel sangue,
- Utilizzo dell'ossigeno e produzione di anidride carbonica da parte delle cellule.

Il tratto respiratorio consente all'ossigeno dell'aria atmosferica di entrare nel sangue presente nei polmoni e all'anidride carbonica di lasciare il sangue ed entrare nell'aria atmosferica.

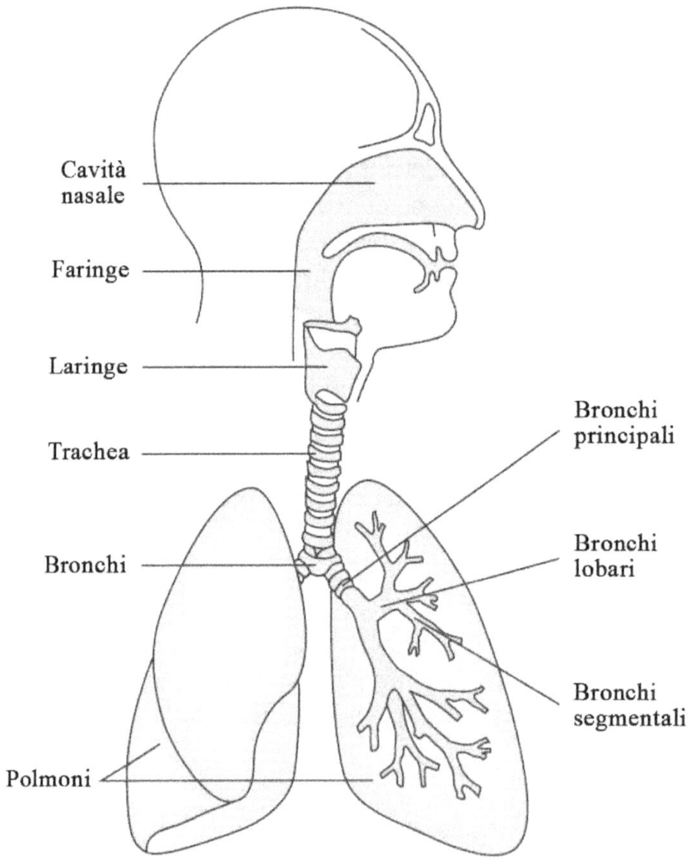

12.3 Porzioni del sistema respiratorio

Da un punto di vista anatomico il sistema respiratorio è suddiviso sostanzialmente in due parti:

- Tratto respiratorio superiore, che include cavità nasali, faringe e strutture collegate;
- Tratto respiratorio inferiore, che include laringe, trachea, bronchi e polmoni.

Analizzando l'apparato respiratorio da un punto di vista funzionale, invece, è possibile suddividere il sistema in due porzioni:

- Porzione conduttrice superiore, che include cavità nasali, faringe, laringe, trachea, bronchi, bronchioli e bronchioli terminali;
- Porzione respiratoria inferiore, che include bronchioli respiratori, dotti alveolari, sacche alveolari e alveoli.

Le principali funzioni delle strutture che fanno parte della parte conduttrice dell'apparato respiratorio sono principalmente due: fornire un condotto attraverso il quale l'aria può viaggiare da e verso i polmoni e condizionare l'aria inspirata, ovvero filtrare, riscaldare e inumidire l'aria mentre la attraversa.
La funzione principale della porzione respiratoria dell'apparato respiratorio è data invece dallo scambio di gas (ossigeno e anidride carbonica) tra aria e sangue in cui l'aria viene assorbita e l'anidride carbonica viene eliminata.
Nei prossimi paragrafi verranno approfondite le componenti della porzione conduttiva superiore e della porzione respiratoria inferiore del sistema respiratorio.

12.3.1 Cavità nasale

La cavità nasale si trova all'interno del naso esterno. È divisa in due cavità nasali, una destra e una sinistra, dal setto nasale. La parete laterale della cavità nasale presenta tre caratteristiche mensole ossee ricurve, dette conche o turbinati, e che sovrastano tre passaggi anteroposteriori detti meati.
Le caratteristiche del rivestimento della cavità nasale sono le seguenti:

- Sopra la narice (vestibolo) vi è una piccola area dilatata rivestita da pelle (epitelio squamoso stratificato) e peli ruvidi chiamati vibrisse. Le vibrisse filtrano le grandi particelle di polvere che potrebbero essere inalate.

- Nella parte più alta le pareti laterali e mediali si incontrano e formano un tetto stretto (regione olfattiva) rivestito da epitelio olfattivo specializzato che si occupa dell'olfatto.
- La restante ampia area della cavità nasale (regione respiratoria) è rivestita da epitelio colonnare ciliato pseudostratificato con cellule caliciformi chiamate epitelio respiratorio.

Particelle fini come polvere, polline o fumo sono intrappolate nel rivestimento mucoso umido della cavità nasale. Le ciglia sono peli microscopici simili a proiezioni dalle superfici cellulari che diffondono il muco e impigliano le particelle estranee in esso. La membrana mucosa che ricopre la conca inferiore e media contiene seni venosi dilatabili chiamati corpi cavernosi che riscaldano e umidificano l'aria inalata.
Ne consegue che le funzioni respiratorie del naso sono: riscaldare, inumidire e filtrare l'aria.

Focus clinico
Rinorrea: le reazioni allergiche e l'infiammazione della mucosa nasale portano ad un accumulo anomalo di sangue nelle cavità nasali, causando difficoltà nella respirazione nasale ed eccessiva secrezione di essudati acquosi dal naso (rinorrea).

12.3.2 Faringe

La faringe è un tubo fibromuscolare a forma di imbuto che si estende dalla base del cranio al bordo inferiore della sesta vertebra cervicale, dove diventa si unisce con l'esofago.
Essa funge da passaggio sia per l'apparato digerente che per quello respiratorio. Anteriormente comunica con la cavità nasale, orale e laringea. Di conseguenza è generalmente suddivisa in rinofaringe (parte superiore), orofaringe (parte centrale) e laringofaringe (parte inferiore).
La rinofaringe ha la sola funzione respiratoria ed è rivestita da epitelio respiratorio. Le tube uditive, o di Eustachio accoppiate la collegano alle cavità dell'orecchio medio. Le tonsille faringee (o adenoidi) sono situate nella parete posteriore.
L'orofaringe ha funzioni sia respiratorie che digestive. Le tonsille palatine accoppiate si trovano nelle sue pareti laterali vicino all'ingresso orofaringeo.
Infine la laringofaringe dirige il cibo nell'esofago e l'aria nella laringe. L'aria viene ulteriormente riscaldata e inumidita mentre passa attraverso la faringe.

12.3.3 Laringe

Essa connette la faringe con la trachea. Il lume della laringe è mantenuto pervio dalle sue pareti rigide formate da cartilagini ialine ed elastiche unite da membrane. Le cartilagini della laringe sono nove: tre spaiate, ovvero epiglottide, tiroide e cricoide, e tre accoppiate, ovvero aritenoide, cornicolato e cuneiforme. La cartilagine tiroidea è più grande nel sesso maschile e forma una prominenza sulla parte anteriore del collo (pomo di Adamo). La cartilagine cricoidea circonda completamente il lume della laringe.
La laringe è rivestita internamente da una membrana mucosa e ricoperta esternamente da muscoli volontari. Due paia di forti bande di tessuto connettivo sono tese anteroposteriormente attraverso il suo lume. Le bande superiori sono chiamate false corde vocali, mentre le bande inferiori rappresentano le vere corde vocali. Lo spazio tra le corde vocali false è chiamato rima vestibolare, mentre lo spazio tra le corde vocali vere è chiamato rima glottide. Quest'ultima è la parte più stretta della cavità laringea.
Le vere corde vocali producono suoni mentre le false corde vocali supportano le vere corde vocali. Tutta la cavità laringea è rivestita da epitelio squamoso pseudostratificato ad eccezione delle corde vocali che sono rivestite da epitelio squamoso stratificato.
La laringe svolge tre funzioni principali:

- Previene l'ingresso di cibo o liquidi nella trachea e nei polmoni dalla faringe durante la deglutizione e quindi protegge le basse vie respiratorie;
- Permette il passaggio dell'aria nei polmoni durante la respirazione;
- Produce suoni.

12.3.4 Trachea

La trachea rappresenta un tubo cartilagineo fibroelastico flessibile di circa 10 cm di lunghezza che si trova davanti all'esofago in parte nel collo e in parte nella cavità toracica. A circa 5 cm sotto la tacca giugulare, la trachea si biforca in bronchi destro e sinistro.
Il lume della trachea è mantenuto pervio da 16-20 anelli incompleti a forma di C costituiti di cartilagini ialine. Lo spazio tra le estremità libere posteriori della cartilagine a forma di C è colmato da una fascia di muscolatura liscia (tracheale) e da un legamento fibro-elastico. È rivestito da epitelio colonnare ciliato pseudostratificato e contiene molte cellule caliciformi che secernono muco.
La disposizione delle cartilagini e del tessuto elastico nella trachea impedisce l'ostruzione delle vie aeree durante i movimenti della testa e del collo. Le cartilagini inoltre

prevengono il collasso del tubo quando la pressione interna è inferiore alla pressione intratoracica, ovvero al termine dell'espirazione.

Focus clinico

Tracheotomia: si tratta di una misura salvavita in caso di ostruzione delle prime vie respiratorie. Si effettua nella parte cervicale della trachea dietro l'istmo della tiroide attraverso il secondo e il terzo anello tracheale.

12.3.5 Bronchi, bronchioli e bronchioli terminali

Dopo un breve decorso obliquo, ogni bronco entra nel rispettivo polmone ed emette rami, detti bronchi lobari, in ciascun lobo del polmone. A loro volta i bronchi lobari si ramificano come un albero. Quando raggiungono un diametro di circa 1 mm prendono il nome di bronchioli.
I bronchioli si dividono nuovamente e danno origine ai bronchioli terminali, i quali hanno un diametro inferiore a 0,5 mm. I bronchioli terminali rappresentano l'ultimo stadio della porzione conduttrice dell'apparato respiratorio

12.3.6 Bronchioli respiratori: dotti alveolari, sacche alveolari e alveoli

I bronchioli terminali si ramificano per formare i bronchioli respiratori, punto in cui ha inizio lo scambio gassoso. I bronchioli respiratori danno origine a dotti alveolari che a loro volta conducono alle sacche alveolari. Il muro di queste sacche ricorda un grappolo d'uva e prende il nome di alveolo.
Gli alveoli sono la reale sede dello scambio gassoso, e sono definiti unità funzionali dei polmoni. Gli alveoli formano il parenchima del polmone. La parete alveolare presenta un caratteristico tessuto elastico costituito principalmente da fibre di elastina grazie alla quale gli alveoli possono accogliere ed espellere l'aria durante l'inalazione e l'espirazione.

12.3.7 Polmoni

I polmoni sono gli organi di ossigenazione del sangue situati nella cavità pleurica. Essi sono in gran parte costituiti da tessuto spugnoso; in questa struttura altamente elastica si diramano bronchi, arteria polmonare e vene polmonari.
Ogni polmone è diviso in lobi e lobuli (segmenti): il polmone destro è diviso da due fessure (obliqua e orizzontale) in tre lobi: superiore, medio e inferiore. Il polmone sinistro è diviso da un'unica fessura obliqua in due lobi: superiore e inferiore.
Ciascun lobo è diviso in segmenti chiamati segmenti bronco-polmonari, ogni polmone ne ha dieci. I lobi sono forniti dai bronchi lobari, mentre i segmenti bronco-polmonari sono forniti dai bronchi terziari.
I polmoni sono ricoperti da una delicata membrana sierosa chiamata pleura viscerale. Vi è anche un altro strato di membrana sierosa che riveste la parete della cavità toracica, del diaframma e del mediastino e prende il nome di pleura parietale.
Lo spazio gli strati parietali della pleura è chiamato cavità pleurale. Ne consegue che ogni polmone è ricoperto da una cavità pleurica.

Focus clinico

Asma: si tratta di un'ostruzione acuta delle vie aeree dovuta alla contrazione della muscolatura liscia dei bronchioli (broncospasmo), all'aumentata secrezione di muco e al gonfiore delle mucose in risposta ad allergie causate da varie sostanze come polvere, polline, specifici alimenti, ecc.
Nei pazienti asmatici l'inspirazione è normale ma è possibile solo l'espirazione parziale. Di conseguenza i polmoni sono soggetti a ipergonfiore e vi è una grave difficoltà respiratoria (dispnea). L'asma viene trattata con farmaci in grado di rilassare la muscolatura liscia dei bronchioli come l'adrenalina.

Informazioni chiave

Lunghezza del tratto digerente	Circa 10 metri
Parte più muscolare del tratto digestivo	Esofago
Organo più dilatato dell'apparato digerente	Stomaco
Organo più grande del corpo umano	Fegato
Ghiandola salivare più grande	Ghiandola parotide
Funzione più importante dell'intestino tenue	Assorbimento dei nutrienti dagli alimenti
Funzione più importante dell'intestino crasso	Formazione delle feci
Parte più stretta della cavità laringea	Rima glottide
Sito più comune per la tracheotomia	Zona cervicale della tranche, attraverso il secondo e il terzo anello tracheale.

Capitolo 13
Apparato urogenitale

Introduzione all'apparato urinario

Il sistema urinario è il più importante sistema escretore del corpo umano. Svolge un ruolo vitale nel mantenimento dell'omeostasi delle concentrazioni di acqua ed elettroliti all'interno del corpo.

13.1 Componenti del sistema urinario

Il sistema urinario comprende le seguenti strutture:

- Una coppia di reni
- Una coppia di ureteri
- Vescica urinaria
- Uretra

I reni secernono l'urina, gli ureteri convogliano l'urina dai reni alla vescica urinaria, la vescica urinaria raccoglie e immagazzina l'urina e l'uretra scarica l'urina dalla vescica urinaria all'esterno.
Le seguenti sono le funzioni del sistema urinario possono essere sintetizzate come segue:

- Formazione e secrezione di urina,
- Mantenimento dell'equilibrio idrico ed elettrolitico per stabilire l'ambiente interno delle cellule del corpo,
- Escrezione di prodotti metabolici tossici come urea e creatinina,
- Rimozione di eventuali farmaci assunti.

13.1.1 Reni

I reni sono i principali organi escretori del corpo e rimuovono la maggior parte dei prodotti di scarto del corpo, molti dei quali tossici. Sono organi a forma di fagiolo dal colore bruno-rossastro, sono situati retroperitonealmente nella regione lombare, uno su entrambi i lati della colonna vertebrale. Il rene destro è leggermente più basso del sinistro per la presenza del fegato sopra di esso. Ogni rene è circondato da una sottile capsula fibrosa, la capsula renale, che a sua volta è circondata da tessuto adiposo denso (grasso perinefrico).
Il grasso perinefrico è racchiuso in una sottile guaina fasciale, la fascia renale, e svolge un compito protettivo dallo shock meccanico.
Il bordo mediale concavo del rene presenta l'ilo, attraverso il quale l'arteria renale e i nervi entrano nell'organo e la vena renale e l'uretere escono.
L'esame ad occhio nudo della sezione coronale del rene mostra che i due terzi interni della superficie dell'organo sono occupati da aree piramidali di colore scuro chiamate piramidi renali (comprese tra 8 e15). Le punte di tali piramidi sono definite papille renali e proiettano nei calici minori. La rimanente superficie esterna è detta corteccia.
La colonna renale è simile al tessuto corticale che si estende tra le piramidi. Colonna renale e piramidi insieme costituiscono il midollo.
I calici minori circondano le papille renali, essi si uniscono per formare due o tre calici maggiori che a loro volta convergono per formare un canale a forma di imbuto chiamato pelvi renale. Questa zona infine si restringe per costituire un tubo stretto, l'uretere, che lascia il rene e lo collega alla vescica urinaria.
Da un punto di vista microscopico il rene è compito da due elementi: la componente escretrice e la componente di raccolta.
La componente escretrice è costituita da circa un milione di unità microscopiche dette nefroni, mentre la componente di raccolta consiste in tubuli collettori, calici minori e maggiori.
I nefroni sono le unità strutturali e funzionali di un rene, essi sono costituiti da due parti: un glomerulo e un tubulo renale. Un glomerulo è un mazzo sferico di capillari ad anello che invagina l'estremità cieca espansa del tubulo renale (capsula glomerulare o capsula di Bowman). Questa capsula è seguita dal tubulo contorto prossimale, dall'ansa di Henle, dal tubulo contorto distale e infine dal tubulo giunzionale che comunica con il tubulo collettore.
L'urina risulta da un filtrato dal sangue dai nefroni. I tubuli collettori sono la continuazione dei tubuli contorti distali. Diversi tubuli collettori si uniscono per formare un grande condotto chiamato condotto collettore, dotto papillare o dotto di Bellini. Esso si apre sulle papille renali per versare l'urina nei calici minori.

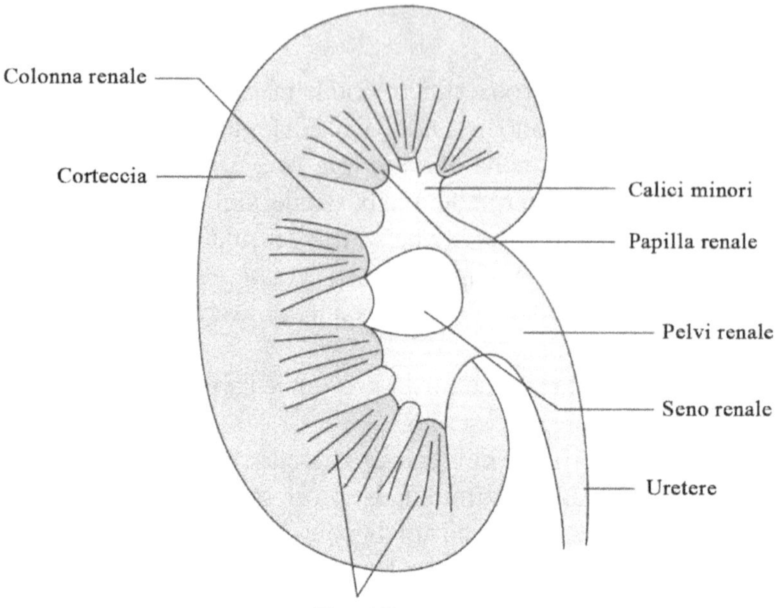

Focus clinico

Danneggiamento renale: anche in caso di gravi danneggiamenti, i reni sono in grado di svolgere la loro importante funzione di mantenimento dell'omeostasi fintanto che un terzo del rene rimane correttamente funzionante.

Eventuali lesioni della regione lombare possono provocare una lesione renale con emorragia interna e conseguente produzione di sangue nelle urine.

L'urina di un individuo sano è praticamente priva di batteri ma si contamina facilmente dopo la minzione poiché i suoi componenti organici fungono da nutrienti per i microbi contaminanti. La scomposizione dei suoi componenti organici per azione batterica produce ammoniaca.

13.1.2 Ureteri

Ciascun uretere è rappresentato da un tubo muscolare stretto e lungo circa 25 cm che collega la pelvi renali con la vescica urinaria. L'uretere conduce l'urina dalla pelvi renale alla vescica urinaria mediante la contrazione peristaltica della muscolatura liscia nella sua parete.

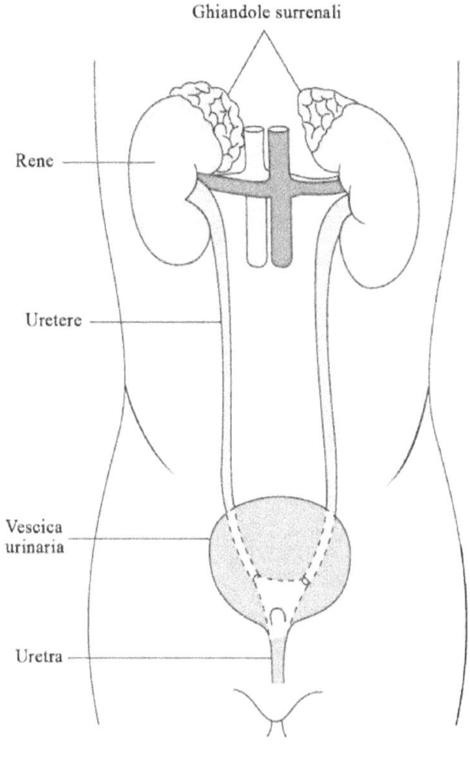

Attraverso l'osservazione al cistoscopio è possibile osservare getti di urina raggiungere la vescica dagli orifizi ureterali due o tre volte al minuto. Le onde peristaltiche sono innescate dalla presenza di urina nella pelvi renali.
Il lume dell'uretere è rivestito da epitelio di transizione. Le cellule di questo strato secernono una mucosa che riveste le pareti dell'uretere con un film protettivo, impedendo così l'assorbimento di sostanze tossiche.

13.1.3 Vescica urinaria

La vescica urinaria è un serbatoio muscolare per l'urina. Si trova tra sinfisi pubica e retto negli individui maschili e tra sinfisi pubica e utero negli individui femminili. La vescica presenta una capacità piuttosto variabile (in media circa 200-300 ml). Nel maschio la ghiandola prostatica è posizionata sotto la vescica urinaria.

La forma della vescica urinaria è determinata dal volume di urina che contiene: una vescica vuota assume una piramidale con apice, corpo, fondo e collo. Quest'ultima rappresenta la parte più fissa della vescica urinaria. L'apice è assicurato dal legamento ombelicale mediano.

Il forte rivestimento muscolare nella parete della vescica urinaria è costituito da fibre muscolari lisce che formano il muscolo detrusore in cui le fibre muscolari sono disposte a forma di spirali. La membrana mucosa che riveste la cavità è composta da epitelio di transizione che diminuisce di spessore man mano che la vescica urinaria si distende e le cellule si allungano.

L'area triangolare tra le due aperture ureteriche e un'unica apertura uretrale è chiamata trigono vescicale. Sopra il trigono la mucosa rimane liscia anche se la vescica è vuota.

Nel sesso maschile, dietro l'orifizio uretrale interno, si trova un piccolo rigonfiamento a forma di uva prodotto dal lobo mediano della ghiandola prostatica (ugola vescicale). L'ugola vescicale, se ingrandita per ipertrofia prostatica, ostruisce l'orifizio uretrale maschile.

13.1.4 Uretra

L'uretra rappresenta la continuazione tubolare del collo della vescica urinaria, essa convoglia l'urina dalla vescica urinaria all'esterno del corpo. L'uretra presenta due sfinteri muscolari, uno interno e uno esterno.

Lo sfintere uretrale interno alla giunzione della vescica e dell'uretra è formato dal muscolo detrusore della vescica urinaria. È di natura involontaria e ben sviluppato nel sesso femminile.

Lo sfintere uretrale esterno è formato dal muscolo sfintere uretrale del diaframma urogenitale. È costituito da fibre muscolari scheletriche, quindi di natura volontaria.

L'uretra femminile è corta, circa 4 cm, e scarica l'urina nel vestibolo della vagina. Nel sesso femminile l'uretra appartiene esclusivamente al sistema urinario, l'uretra maschile verrà descritta successivamente in questo capitolo poiché è connessa anche con il sistema riproduttivo.

Focus clinico
Cistite: si tratta di un'infiammazione della vescica urinaria che si verifica tipicamente a causa di infezioni. Spesso tali infezioni della vescica urinaria si verificano quando i batteri presenti all'esterno entrano nella vescica stessa. Ne consegue che la cistite è più comune nel sesso femminile a causa della brevità dell'uretra e della sua apertura sulla superficie del corpo nel vestibolo della vagina.

13.2 Il sistema riproduttivo

Il sistema riproduttivo si occupa della produzione di prole, ovvero della perpetuazione della specie. Vi sono differenze sorprendenti nell'anatomia e nella fisiologia degli organi riproduttivi maschili e femminili. Il sistema riproduttivo maschile produce gameti maschili chiamati spermatozoi e li trasferisce all'individuo di sesso femminile attraverso il processo del coito (rapporto sessuale o copulazione).
Il sistema riproduttivo femminile non solo produce gameti femminili chiamati ovociti e riceve gli spermatozoi dal maschio, ma è anche coinvolto nello sviluppo dell'embrione e del feto e nutre il bambino anche dopo la nascita attraverso il latte materno.
Gli organi riproduttivi diventano funzionali durante la pubertà mentre gli organi di altri sistemi del corpo diventano funzionali alla nascita o poco dopo.
Nonostante queste notevoli differenze nel sistema riproduttivo maschile e femminile, entrambi i sessi presentano caratteristiche simili:

- Una coppia simmetrica di ghiandole sessuali,
- Due diverse coppie di passaggi per i gameti,
- Ghiandole accessorie,
- Genitali esterni.

13.3 Sistema riproduttivo maschile

Gli organi riproduttivi maschili sono i seguenti:

- Testicoli
- Epididimo

- Dotto deferente
- Vescicole seminali (ghiandole accessorie)
- Dotti eiaculatori
- Ghiandola prostatica (ghiandola accessoria)
- Ghiandole bulbouretrali (ghiandole accessorie)

I genitali maschili esterni includono:

- Pene
- Uretra
- Scroto

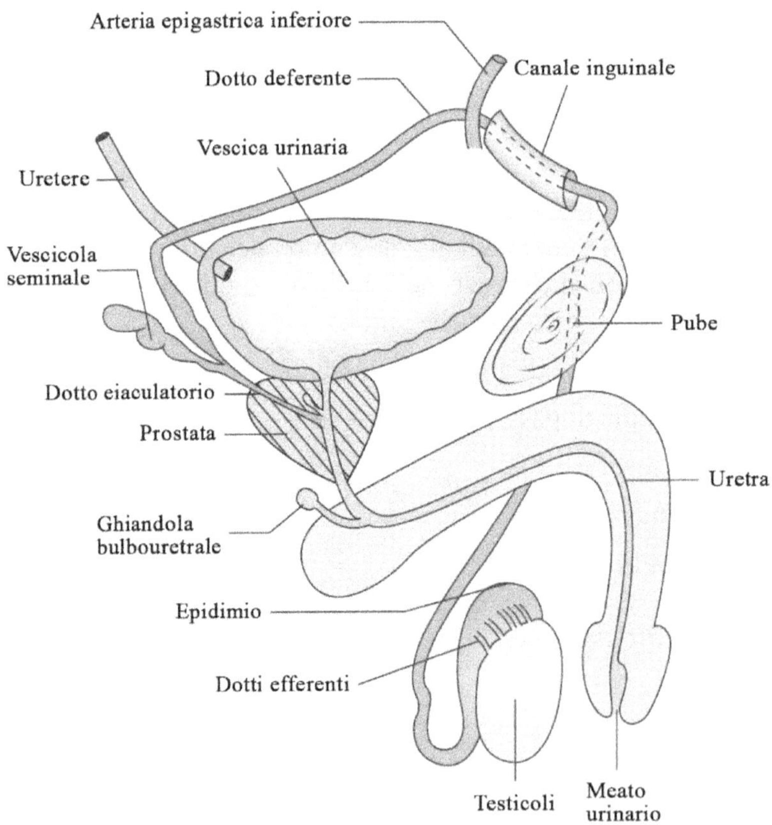

Tutti gli organi riproduttivi maschili e i genitali maschili esterni maschili sono organi sessuali secondari, ad eccezione dei testicoli che rappresentano gli organi sessuali primari.

13.3.1 Testicoli

I testicoli sono ghiandole sessuali maschili situate all'interno dello scroto su entrambi i lati del corpo. Ogni testicolo è caratterizzato da una forma ovoidale e colore biancastro ed è composto da 200-300 lobuli. Ogni lobulo contiene da 1 a 4 tubuli seminiferi.
Tra i tubuli vi sono gruppi di cellule interstiziali (cellule di Leydig) che secernono testosterone durante e dopo la pubertà. I tubuli seminiferi contengono solo due tipi di cellule: cellule germinali e cellule di Sertoli. Le cellule germinali producono spermatozoi per differenziazione progressiva e le cellule di Sertoli forniscono supporto meccanico e nutrimento agli spermatozoi. Il testosterone regola la spermatogenesi e lo sviluppo degli organi sessuali secondari.
Dopo la produzione nei tubuli seminiferi, gli spermatozoi lasciano il testicolo attraverso i duttuli efferenti che emergono dalla parte superiore del testicolo e si aprono nel dotto dell'epididimo.

13.3.2 Epididimo

Il dotto dell'epididimo, sebbene lungo 6 metri, è talmente piegato da formare un corpo compatto a forma di virgola definito epididimo. Esso ricopre il polo superiore del testicolo.
Gli spermatozoi vengono immagazzinati nell'epididimo fino al rilascio attraverso masturbazione o coito. Durante il periodo di conservazione, gli spermatozoi diventano maturi e mobili.

13.3.3 Dotto deferente

Il dotto deferente emerge dalla coda dell'epididimo ed è un tubo fibromuscolare lungo circa 45 cm che convoglia gli spermatozoi dall'epididimo al dotto eiaculatorio. L'estremità del dotto deferente si allarga per formare l'ampolla.
Gli spermatozoi vengono trasportati lungo il dotto deferente dalle contrazioni muscolari delle sue pareti.

13.3.4 Vescicole seminali

Si tratta di ghiandole a forma di sacco adiacenti alle ampolle del dotto deferente. In realtà sono escrescenze tubolari derivanti dall'ultima parte del dotto deferente. Ogni ghiandola è lunga circa 5 cm e il suo breve dotto si unisce al dotto deferente per formare il dotto eiaculatorio. Da questo punto in poi, l'uretra maschile è un passaggio comune per il sistema urinario e il sistema genitale. Questo perché i sistemi di dotti dei testicoli e dei reni si sviluppano da una struttura embrionale comune chiamata dotto mesonefrico.

13.3.5 Condotto eiaculatorio

Tale condotto è situato vicino alla ghiandola prostatica ed è formato dall'unione del dotto deferente e del dotto della vescicola seminale. Il dotto eiaculatorio, lungo circa 2,5 cm, perfora la ghiandola prostatica e si apre nell'uretra.

Focus clinico

Vasectomia: si tratta di una procedura chirurgica in cui il dotto referente viene tagliato e legato da entrambi i lati, in modo che gli spermatozoi non passino dal testicolo all'uretra. La vasectomia è un metodo comune per rendere i maschi permanentemente incapaci di fecondare (ovvero sterili).

13.3.6 Ghiandola prostatica

La prostata è la più grande ghiandola sessuale accessoria e pesa circa 20 grammi in un maschio adulto. Essa è una ghiandola a forma di cono delle dimensioni di una castagna, situata sotto il collo della vescica urinaria con apice rivolto verso il basso.

È in parte ghiandolare, in parte muscolare e in parte fibrosa. Il tessuto ghiandolare della ghiandola prostatica è costituito da tre tipi di ghiandole: mucosa, sottomucosa e ghiandola prostatica principale. Le sue ghiandole secernono un liquido lattiginoso opalescente, privo di muco che è nutritivo per gli spermatozoi e costituisce la maggior parte del seme. Le ghiandole prostatiche si aprono nella parte prostatica dell'uretra e la loro secrezione contiene fosfatasi acida, acido citrico, amilasi, fibrinolisina e antigene prostatico specifico (PSA). La fibrinolisina liquefa lo sperma dopo l'eiaculazione.

Focus clinico

Ipertrofia benigna della prostata: si verifica a causa dell'ipertrofia delle ghiandole mucose e sottomucose in quasi il 50% degli individui di sesso maschile dopo i 50 anni di età. Il tessuto prostatico ingrossato comprime l'uretra prostatica causando un'ostruzione parziale o totale. Questo porta a difficoltà nel passaggio dell'urina.

Carcinoma della prostata: tale condizione clinica si verifica a causa dell'ipertrofia maligna delle principali ghiandole prostatiche. Rappresenta il secondo tumore più comune negli uomini anziani.

13.3.7 Ghiandole bulbouretrali

Le ghiandole bulbouretrali (o ghiandole di Cowper) sono due piccole ghiandole delle dimensioni di un pisello che si trovano una su ciascun lato dell'uretra membranosa. I loro dotti sono lunghi circa 2 cm e si aprono nell'uretra del pene. Secernono muco fluido che lubrifica l'uretra del pene prima dell'eiaculazione.

13.3.8 Pene

Il pene è l'organo maschile di copulazione e trasferisce gli spermatozoi dal tratto genitale maschile a quello femminile. Per fare ciò, il pene deve essere rigido (eretto) per potere entrare nella vagina. Il pene è costituito da tre colonne fibrose di tessuto erettile, due accoppiate e una non accoppiata.
Ciascuna colonna di tessuto erettile è circondata da una spessa guaina fibrosa di tessuto connettivo chiamata tunica albuginea. Tali colonne presentano numerosi spazi cavernosi pieni di sangue. Le tre colonne sono racchiuse in un unico tubo di pelle aderente. Si noti che non c'è tessuto sottocutaneo intorno al pene. Le colonne accoppiate vengono chiamate corpi cavernosi, mentre la colonna spaiata è denominata corpo spugnoso.

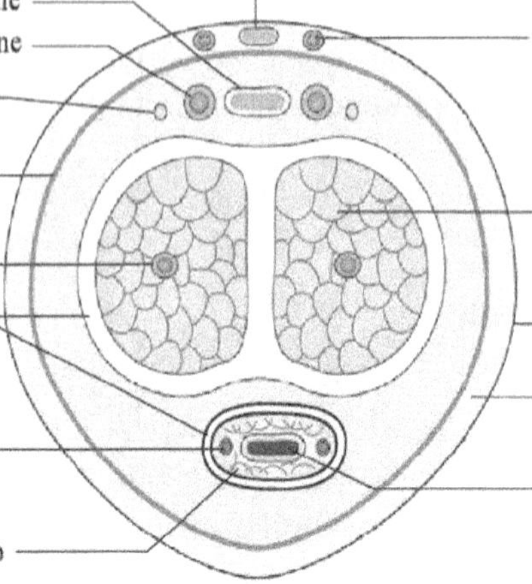

Il corpo spugnoso è attraversato dall'uretra. L'estremità prossimale espansa (bulbo) del corpo spugnoso è attaccata alla membrana perineale, la quale si estende tra i lati dell'arco pubico e la sua estremità distale espansa forma il glande del pene. La piega della pelle che ricopre il glande prende il nome di prepuzio. I corpi cavernosi distalmente presentano estremità affusolate mentre prossimalmente divergono a destra e sinistra, entrambe saldamente attaccate all'arco pubico sui rispettivi lati.
Durante l'eccitazione sessuale, le arterie che alimentano gli spazi cavernosi si dilatano; di conseguenza vi un grande aumento del volume del sangue che scorre negli spazi cavernosi e si espandono. Nel frattempo le vene vengono compresse e impediscono al sangue di uscire dal pene. Questo permette agli spazi cavernosi di diventare turgidi e al pene di diventare rigido ed eretto.

13.3.9 Uretra

L'uretra maschile è lunga circa 20 cm e caratterizzata da una forma a S. Attraversa la ghiandola prostatica, il diaframma urogenitale e il pene per svuotarsi all'esterno del corpo. Essa è divisa in tre parti: parte prostatica, parte membranosa e parte spugnosa.
L'uretra maschile fornisce il passaggio sia a urina e sperma.

13.3.10 Scroto

Lo scroto è una sacca di pelle e tessuto sottocutaneo. È diviso in due compartimenti interni da un setto di tessuto connettivo. Ogni compartimento contiene il testicolo e il cordone.

13.4 Sistema riproduttivo femminile

Gli organi riproduttivi femminili sono composti da:

- Ovaie
- Tube uterine
- Utero
- Vagina
-

I genitali femminili esterni includono:

- Clitoride
- Grandi labbra
- Piccole labbra
- Ghiandole vestibolari maggiori
- Pube
- Orifizio vaginale

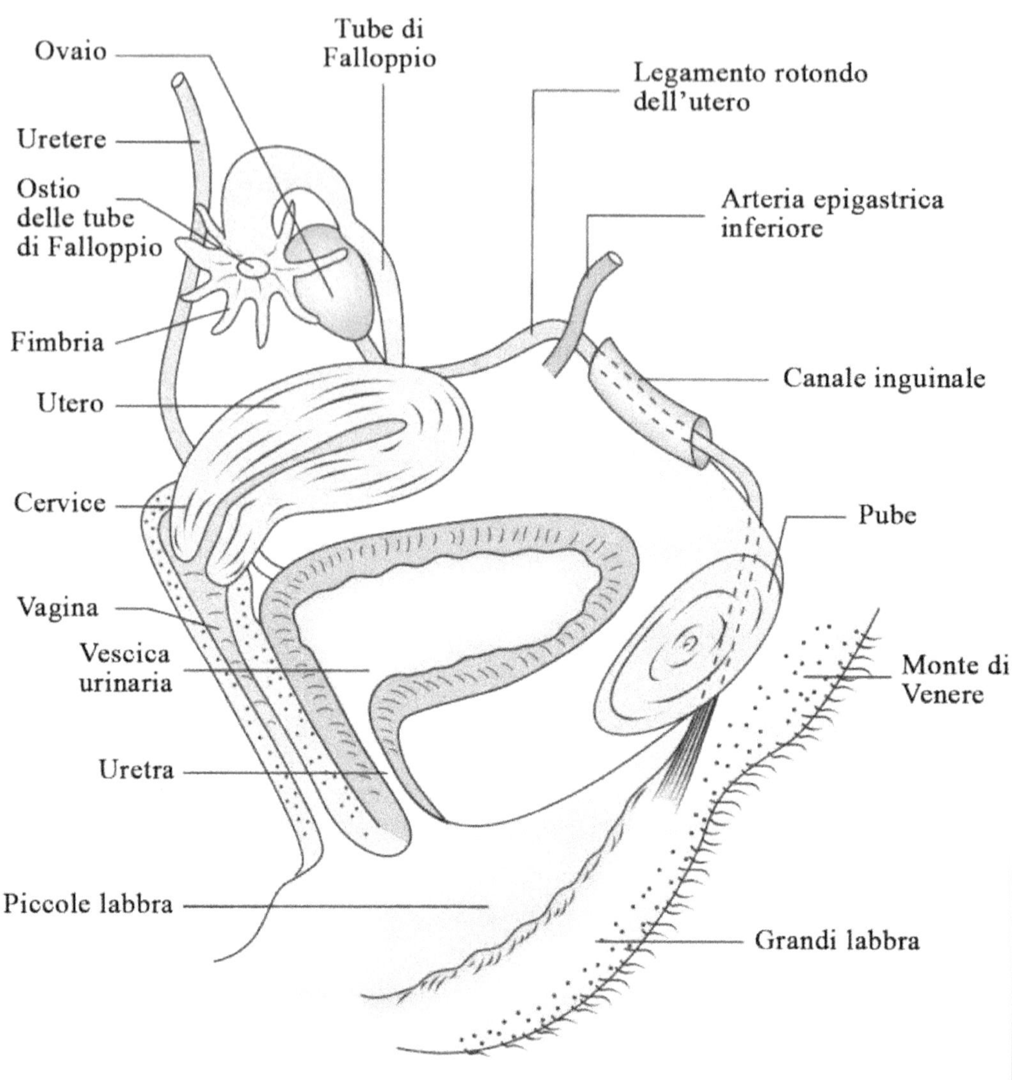
Ovaio
Tube di Falloppio
Legamento rotondo dell'utero
Uretere
Ostio delle tube di Falloppio
Arteria epigastrica inferiore
Fimbria
Canale inguinale
Utero
Cervice
Pube
Vagina
Vescica urinaria
Monte di Venere
Uretra
Piccole labbra
Grandi labbra

13.4.1 Ovaie

Le ovaie sono le ghiandole sessuali femminili, una su entrambi i lati, che si trovano sulla parete laterale del bacino. Ogni ovaia è caratterizzata da una forma di mandorla e un corpo solido.
L'ovaio produce gameti femminili chiamati ovuli e ormoni sessuali femminili (estrogeni e progesterone). Alla nascita ogni ovaia contiene circa 2 milioni di ovuli immaturi. Dalla pubertà alla fine del periodo riproduttivo (dai 15 a circa 45 anni di età), ogni mese un ovulo viene versato nella cavità peritoneale. In tutto sono circa 400 gli ovuli che vengono versati nell'intera vita riproduttiva di una donna. Il periodo tra le ovulazioni successive è chiamato ciclo ovarico.

13.4.2 Tube uterine

Sono presenti due tube uterine, una su ciascun lato dell'utero. Ogni tubo è lungo circa 10 cm e giace nel bordo libero di una piega del peritoneo, il legamento largo.
La sua stretta estremità mediana si apre nell'utero e l'estremità distale (ovarica) espansa, chiamata infundibolo, si apre nella cavità peritoneale. L'apertura dell'infundibolo, detta ostio, è circondata da lunghi processi sottili simili a dita (fimbrie). Quando un ovulo viene versato, la bocca dell'ostio è pronta a ricevere l'ovulo con l'aiuto delle fimbrie, insieme spingono l'ovulo attraverso l'azione peristaltica della parete delle tube e i movimenti del tappeto di ciglia nel rivestimento mucoso. Qui l'ovulo può essere fecondato dallo spermatozoo che è stato in grado di attraversare vagina e utero. L'ovulo viene quindi fecondato nella parte più ampia e più lunga delle tube detta ampolla tubarica. La parte delle tube più vicina all'utero è più stretta ed è chiamata istmo tubarico.

Focus clinico
Tubectomia: si tratta di una procedura chirurgica in cui le tube uterine vengono legate e tagliate su entrambi i lati in modo che il collegamento tra gli spermatozoi e l'ovocita sia interrotto. La tubectomia è un metodo comune per rendere le femmine sterili in modo permanente.

13.4.3 Utero

L'utero è un organo muscolare cavo dalle pareti spesse, situato tra la vescica urinaria e il retto e con la forma di una pera rovesciata e appiattita. La sua parte superiore arrotondata è chiamata fondo uterino e la parte inferiore più stretta è chiamata cervice.
La parte principale dell'utero si trova tra il fondo e la cervice. Una leggera costrizione chiamata istmo segna la giunzione tra la cervice e il corpo. Le tube di Falloppio si aprono nell'utero, una su entrambi i lati, alla giunzione del fondo uterino e del corpo dell'utero. L'ovulo fecondato viene trasportato nella cavità uterina dalla tuba di Falloppio, dove viene impiantato per lo sviluppo del feto.

13.4.4 Vagina

La vagina è un canale fibromuscolare a parete sottile lungo circa 10 cm che forma l'organo di copulazione femminile. La cervice dell'utero vi si proietta superiormente, mentre inferiormente la vagina si apre nel vestibolo dei genitali esterni. Le sue funzioni principali sono destinate alla ricezione del pene durante il rapporto sessuale, consentire l'uscita del flusso mestruale e il parto.
L'interno della vagina è rivestito da epitelio squamoso stratificato umido protettivo. La muscolatura liscia nella parete vaginale può allungarsi in larga misura per accogliere il pene durante il rapporto e consentire il passaggio del bambino durante la sua nascita. Il fluido lubrificante che si trova nella vagina proviene dalle ghiandole della cervice uterina.

13.4.5 Clitoride, piccole labbra e grandi labbra

I genitali esterni femminili (vulva) sono costituiti dal vestibolo e dalle strutture circostanti. Il clitoride è una piccola struttura erettile che si trova nel margine anteriore del vestibolo. È lungo meno di 2 cm ed è costituito da un fusto, glande e da tessuto erettile simile a quello del pene. Embriologicamente, infatti, pene e clitoride sono strutture analoghe.
Il clitoride è riccamente fornito di recettori sensoriali e di funzioni utili per avviare e intensificare il piacere sessuale. Anteriormente, le piccole labbra si uniscono sopra il clitoride per formare una piega della pelle chiamata prepuzio. Lateralmente alle piccole labbra vi sono due pieghe arrotondate della pelle più prominenti, definite grandi labbra.

13.4.6 Ghiandole vestibolari maggiori

Si tratta di una coppia di ghiandole che si aprono nel vestibolo su entrambi i lati. Sono posizionate tra l'orifizio vaginale e le piccole labbra. La loro secrezione lubrifica e aiuta a mantenere l'umidità nella zona vestibolare.

13.4.7 Pube

Le due grandi labbra si uniscono anteriormente per formare una regione levata rispetto alla sinfisi pubica, essa prende il nome di pube e funge da cuscino grasso protettivo. Lo spazio tra le grandi labbra è chiamato fessura del pudendo.
Le superfici laterali delle grandi labbra e la superficie del pube sono ricoperte da peli ruvidi.

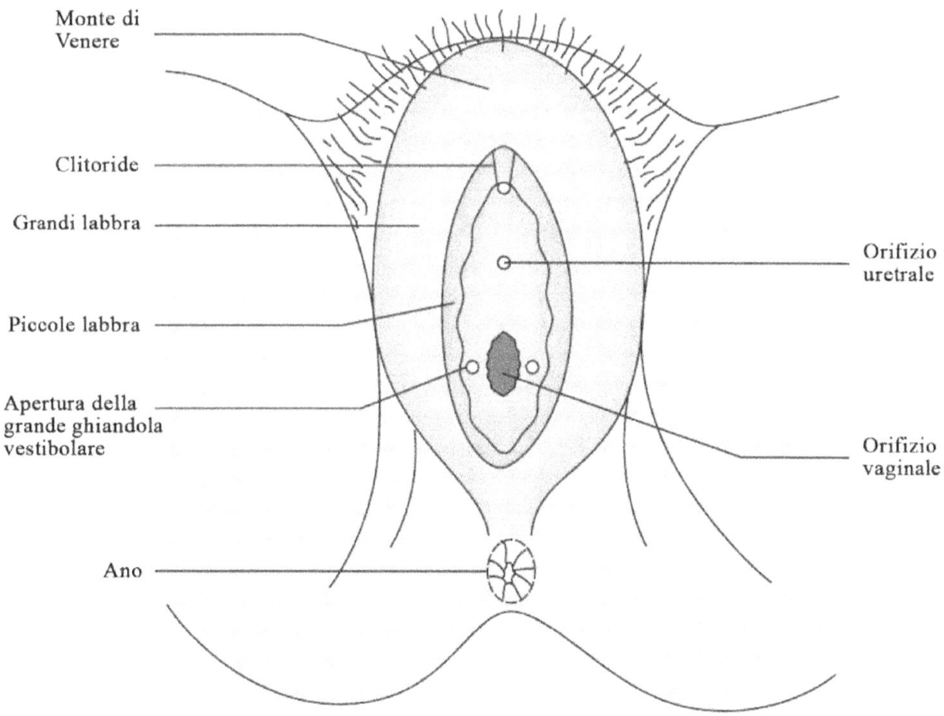

13.4.8 Orifizio vaginale

L'orifizio vaginale si trova nella parte posteriore del vestibolo dei genitali esterni. L'orifizio vaginale nei soggetti vergini è ricoperto da una sottile membrana mucosa denominata imene. Generalmente l'imene è perforato da uno o più fori per consentire il flusso mestruale e viene completamente perforato durante il primo rapporto sessuale. Quando distrutto, i resti dell'imene sono osservabili lungo il margine dell'orifizio vaginale sotto forma di piccole forme rotonde chiamate caruncole imenali.

Informazioni chiave

Funzione principale dell'apparato urinario	Mantenere la corretta concentrazione di acqua e elettroliti nel corpo umano (omeostasi)
Organo escretorio più importante del corpo umano	Reni
Unità strutturale e funzionale dei reni	Nefroni
Tutti gli organi avviano le loro funzioni al momento della nascita o immediatamente dopo, ad eccezione di:	Organi sessuali, i quali avviano le loro funzioni durante la pubertà
Organi sessuali primari nel sesso maschile	Testicoli
Organi sessuali primari nel sesso femminile	Ovaie
Cancro più comune nell'apparato riproduttivo maschile	Carcinoma prostatico
Cancro più comune nell'apparato riproduttivo femminile	Carcinoma alla cervice

Conclusioni

Giunti alla conclusione di questo manuale dovreste avere acquisito tutte le competenze di base per comprendere le cellule e le strutture più complesse che regolano il corpo umano dal momento della nascita fino alla morte.
Attraverso lo studio approfondito di questo libro, e più in generale dell'anatomia umana, sarete in grado di conoscere i processi che mantengono l'organismo in vita e ci permettono di svolgere qualsiasi azione, dalla più semplice alla più complessa.

L'anatomia è senza dubbio una delle discipline più antiche e che da sempre affascina gli uomini. Il primo manuale di anatomia, infatti, risale al 3.400 a.C. ancora prima dell'arrivo di Ippocrate e della nascita della Medicina.
Nei millenni gli uomini di scienza si sono dedicati allo studio, all'analisi e all'osservazione del corpo umano, dei suoi organi, dei tessuti e dei suoi processi anche quando la strumentazione era rudimentale e le conoscenze ancora piuttosto limitate.
Negli ultimi secoli, grazie alla continua evoluzione tecnologica, abbiamo avuto la possibilità di approfondire ulteriormente la disciplina e scoprire cellule, funzioni, ormoni e strutture che fino a quel momento erano sconosciuti. Ancora oggi, il corpo umano è una macchina che non smette di stupire e regalare nuove scoperte.
Per questo motivo lo studio di questo manuale non deve necessariamente essere considerato come un punto d'arrivo, ma piuttosto come un punto di partenza da cui partire per porsi domande e interrogarsi sul corpo umano e sulla sua struttura. Solamente attraverso il continuo studio, l'analisi dettagliata e l'osservazione precisa è possibile contribuire allo sviluppo di questa meravigliosa disciplina che è tanto antica quanto ancora moderna e affascinante.

www.ingramcontent.com/pod-product-compliance
Lightning Source LLC
LaVergne TN
LVHW082031051026
849532LV00011B/3319